light faden

Medikamente in der Notfall- und Intensivmedizin

2., aktualisierte und ergänzte Auflage

Von
Frank Flake
und Boris Lutomsky

URBAN & FISCHER
München • Jena

Zuschriften und Kritik an:
Urban & Fischer, Lektorat Medizin, Karlstr. 45, 80333 München

Wichtiger Hinweis für den Benutzer:
Die Erkenntnisse in der Medizin unterliegen laufendem Wandel durch Forschung und klinische Erfahrungen. Herausgeber und Autoren dieses Werkes habe große Sorgfalt darauf verwendet, daß die in diesem Werk gemachten therapeutischen Angaben (insbesondere hinsichtlich Indikation, Dosierung und unerwünschten Wirkungen) dem derzeitigen Wissensstand entsprechen. Das entbindet den Benutzer dieses Werkes aber nicht von der Verpflichtung, anhand der Beipackzettel zu verschreibender Präparate zu überprüfen, ob die dort gemachten Angaben von denen in diesem Buch abweichen, und seine Verordnung in eigener Verantwortung zu treffen.

Die Deutsche Bibliothek – CIP-Einheitsaufnahme
Ein Titeldatensatz für diese Publikation ist bei Der Deutschen Bibliothek erhältlich.

2. Auflage 2000

00 01 02 03 04 5 4 3 2 1

Planung: Dr. med. Thomas Hopfe
Projektmanagement: Dr. med. Felicitas Claaß
Lektorat: Dr. med. Barbara Schneider, Hamburg
Herstellung: Sibylle Hartl, Valley
Satz: Medienkontor Lübeck, medienkontor-luebeck.com
Druck und Bindung: Clausen & Bosse, Leck
Umschlaggestaltung: prepress | ulm GmbH, Ulm

ISBN 3-437-22580-4

Aktuelle Informationen finden Sie im Internet unter der Adresse:
http://www.urbanfischer.de

Vorwort zur 2. Auflage

Die Reihe „lightfaden" beleuchtet kurz und übersichtlich häufige Probleme in der Klinik und Praxis. „lightfäden" beantworten die speziellen Fragen der täglichen Arbeit zuverlässig. Sie bieten schnellstmöglichen Zugang zu den gesuchten Informationen. Wie auch bei den „Klinikleitfäden" steht dabei die Praxis im Vordergrund.

Der „lightfaden Medikamente in der Notfall- und Intensivmedizin" gibt dem in der Intensivmedizin tätigen Arzt und Pflegepersonal, dem Rettungsfachpersonal und dem Notarzt einen umfassenden Überblick über gängige und bewährte Medikamente.

Durch den stetigen Fluß, dem die Intensiv- und Notfallmedizin unterworfen ist, kommen immer neue Therapiekonzepte und damit auch eine Vielzahl neuer Medikamente auf den Anwender zu.

In der 2. Auflage sind mehr als 30 neue Medikamente eingefügt worden. Der „lighti" wartet nun mit mehr als 140 ausgewählten Wirkstoffen auf. Hiermit ist sicherlich ein großer Teil der verfügbaren Medikamente in der Akutmedizin abgedeckt. Trotzdem kann die vorliegende Sammlung keinen Anspruch auf Vollständigkeit bieten, denn es kam uns sehr darauf an, die Quintessenz der im Alltagsgebrauch relevanten Informationen zusammenzufassen, um damit unnötigen Ballast zu vermeiden.

Wir hoffen, daß die Erweiterung der Medikamentenliste Anklang findet, wünschen viel Erfolg bei der täglichen Arbeit und hoffen auch weiterhin auf einen intensiven und kritischen Dialog mit unseren Lesern.

Frank Flake und Boris Lutomsky
Oldenburg im Juli 2000

Danksagung

Wir bedanken uns bei

- dem Urban & Fischer Verlag, München, insbesondere Frau Dr. med. Felicitas Claaß für die Möglichkeit einer 2. Auflage und die freundliche Unterstützung.
- Herrn Priv.-Doz. Dr. med. Andreas Weyland, Städtische Kliniken Oldenburg danken wir für seine wertvollen Tips und Hinweise zu neuen Medikamenten der Intensivmedizin,
- Frau Dr. med. Doris Sonntag, Bovenden für ihre überaus präzisen Korrekturen und Anmerkungen zur 1. Auflage,
- allen Familienangehörigen, Freunden und Kollegen für die Zeit und Geduld, die aufgebracht wurde,
- dem Medienkontor Lübeck für Layout und Satz.
- Besonderer Dank gebührt unserer Lektorin Frau Dr. med. Barbara Schneider, Hamburg, für die gute Zusammenarbeit, die konstruktive Kritik und die unermüdliche Geduld, uns bei unseren Werken zu unterstützen.

Frank Flake und Boris Lutomsky
Oldenburg, im Juli 2000

Bedienungsanleitung

Die hier dargestellten Medikamente sind nach ihren Wirkstoffnamen alphabetisch geordnet. Das Griffregister mit den jeweiligen Anfangsbuchstaben erleichtert dabei das Auffinden der einzelnen Pharmaka.
Neben den Wirkstoffnamen stehen in der inneren oberen Ecke ein bis zwei Beispiele für gebräuchliche Handelsnamen dieser Substanz. Die weiteren Angaben zur Medikation sind wie folgt gegliedert:

IND Indikationen

WM Wirkmodus und Pharmakokinetik

KI Absolute und relative Kontraindikationen

DOS Dosierung mit p.o. und i.v. Dosis, ggf. Perfusoreinstellungen

NW Nebenwirkungen

WW Wechselwirkungen

Tips & Tricks: Praktische Hinweise zum klinischen und präklinischen Einsatz der Medikamente, z.B. Dosisanpassung bei Leber- und Niereninsuffizienz, Einsatz in der Schwangerschaft, Kombinationsmöglichkeiten, Therapie bei Überdosierungen.

Hilfreiche Tabellen im Anschluß an die Medikamentenaufstellung enthalten:

- Umrechnung von Dosierungsangaben
- Plasmaspiegel – therapeutische Breite von Arzneimitteln
- Medikamentendosierung bei Niereninsuffizienz
- Arzneimittel in der Schwangerschaft

Im Anhang sind alle Handelsnamen der in diesem Lightfaden behandelten Pharmaka mit den dazugehörigen Inhaltsstoffen aufgelistet. So lassen sich auch die Medikamente auffinden, von denen nur der Handelsname bekannt ist.
Das Abkürzungsverzeichnis auf den nächsten Seiten erläutert die verwendeten Abkürzungen.

Abkürzungsverzeichnis

α	Alpha
β	Beta
μ	Mue (Mikro, 10^{-6})
↑	hoch, erhöht, ansteigend
↓	tief, erniedrigt, abfallend
↔	gleichbleibend, normal
®	eingetragenes Warenzeichen
☞	Verweis
°	Grad
°C	Grad Celcius
=	(gleich)
<	kleiner als
≤	kleiner gleich
=	gleich
≠	ungleich
>	größer
≥	größer gleich

A

AA	Arrhythmia absoluta
ACC	Acetylcystein
ACE	Angiotensin Converting Enzyme
ACVB	Aortocoronarer Venenbypass
AF	Atemfrequenz
AMI	Akuter Myokardinfarkt
Amp.	Ampulle
AMV	Atemminutenvolumen
AP	Angina pectoris
ARDS	Adult Respiratory Distress Syndrome (Atemnotsyndrom beim Erwachsenen)
art.	arteriell
ASS	Acetylsalicylsäure (z.B. Aspirin®)
a.v.	arteriovenös
AZV	Atemzugvolumen

B

BB	Blutbild
bds.	beidseits
BGA	Blutgasanalyse
BE	Broteinheit, Base Excess (Basenabweichung)
bes.	besonders
Btm, Btmg	Betäubungsmittel, -gesetz
BtmVV	Betäubungsmittelverschreibungsverordnung
BZ	Blutzucker

D

d	Tag
DD	Differentialdiagnose
Def.	Definition
dek.	dekompensiert
Diagn.	Diagnose
D.m.	Diabetes mellitus
4-DMAP®	Dimetyhlaminophenol (Antidot)
Dos.	Dosierung

E

E	Einheit
e.b.	endobronchial
EF	Ejektionsfraktion
E'lyte	Elektrolyte
EK	Erythrozytenkonzentrat
EKG	Elektrokardiogramm
EMD	Elektromechanische Dissoziation
Erw.	Erwachsener
ES	Extrasystole
EZR	Extrazellulärraum

F

F_iO_2	inspiratorischer Sauerstoffanteil
Fkt.	Funktion
FSME	Frühsommer-meningoenzephalitis

G

G	Gauge (Größenmaß)
g	Gramm
GABA	Gammaaminobuttersäure
GCS	Glasgow Coma Scale
GFR	Glomeruläre Filtrationsrate
GIT	Gastrointestinaltrakt
GTN	Glyceroltrinitrat (z.B. Nitrolingual®)

H

h	Stunde
Hb	Hämoglobin
HCO_3^-	Bikarbonat
HF	Herzfrequenz
Hkt	Hämatokrit
HOCM	Hyperthrophische obstruktive Kardiomyopathie
HOPS	Hirnorganisches Psychosyndrom
HWI	Hinterwandinfarkt, Harnwegsinfekt
HWZ	Halbwertszeit
HZV	Herz-Zeit-Volumen

I

i.c.	intracutan
ICP	intrakranieller Druck
IND	Indikationen
Inf.	Infusion
Insuff.	Insuffizienz
i.m.	intramuskulär
i.o.	intraossär
ISDN	Isosorbiddinitrat
i.t.	intratracheal (☞ e.b.)
i.v.	intravenös
IZR	Intrazellulärraum

J

J	Joule (Energieeinheit 1 J = 1 Ws)
Jgl.	Jugendliche(r)

K

K^+	Kalium
kap.	kapillär
Kaps.	Kapsel
kg	Kilogramm
KG	Körpergewicht
KHK	Koronare Herzkrankheit
KI	Kontraindikationen
KM	Knochenmark, Kontrastmittel
KO	Komplikation
komb.	kombiniert
Konz.	Konzentration

L

l	Liter
LA	Lokalanästhesie
Lj.	Lebensjahr

M

M.	Morbus, Muskel
MAD, MAP	mittlerer arterieller Druck
max.	maximal
MCP	Metoclopramid (z.B. Paspertin®)
Met-Hb	Methämoglobin
Min.	Minute(n), mindestens
min.	minimal

N

N., Nn.	Nerv, Nerven
Na^+	Natrium
n.B.	nach Bedarf
neg.	negativ
NO	Stickstoffmonoxid

NSAR	Nicht-steroidale Antirheumatika
NW	Nebenwirkungen

P

P	Pulsfrequenz
$paCO_2$	arterieller Kohlendioxidpartialdruck
paO_2	arterieller Sauerstoffpartialdruck
PAP	pulmonalarterieller Druck
Pat.	Patient
pAVK	periphere arterielle Verschlußkrankheit
PK	Pharmakokinetik
p.o.	per os (durch den Mund)
pO_2	Sauerstoffpartialdruck
PPB	Protein-Plasma-Bindung
prim.	primär

R

RDS	Respiratory Distress Syndrome (kindliches Atemnotsyndrom)
RG	Rasselgeräusche
Rp.	Rezept, verschreibungspflichtig
RR	Blutdruck (nach Riva-Rocci)

S

SAB	Subarachnoidalblutung
SaO_2	arterielle Sauerstoffsättigung
s.c.	subcutan
Sek.	Sekunde(n), sekundär
SHT	Schädel-Hirn-Trauma
SIRS	Systemic Inflammatory Response System
s.l.	Sublingual (unter die Zunge)
SpO_2	Pulsoximetrische Sauerstoffsättigung
SLE	Systemischer Lupus erythematodes
Succi	Succinylcholin (z.B. Lysthenon®)
SVT	Supraventrikuläre Tachykardie

T

T	Temperatur
TAA	Tachyarrhythmia absoluta
tägl.	täglich
Tbc, Tb	Tuberkulose
Tbl.	Tablette
TIVA	Total-Intravenöse Anästhesie
Tr.	Tropfen
Ther.	Therapie

V

V.a.	Verdacht auf
ven.	venös
VES	ventrikuläre Extrasystolen
VWI	Vorderwandinfarkt

W

WW	Wechselwirkungen
Wdhlg.	Wiederholung
WPW	Wolf-Parkinson-White-Syndrom
Ws	Wattsekunde (Energieeinheit ☞ J = Joule)

Z

z.A.	zum Ausschluß
z.B.	zum Beispiel
Z.n.	Zustand nach
ZNS	Zentrales Nervensystem
ZVD	Zentraler Venendruck
ZVK	Zentraler Venenkatheter

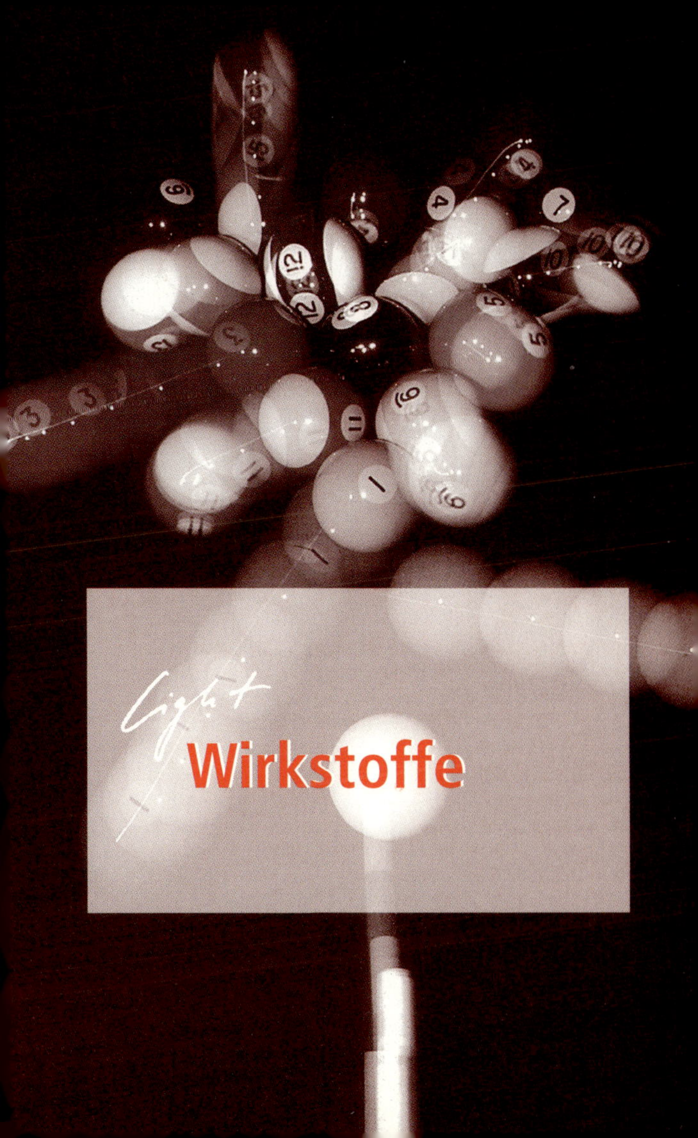

Wirkstoffe

Acetylcystein (ACC)

IND Unproduktiver Husten im Rahmen von Infekten der oberen und unteren Atemwege, Bronchiektasen, Mukoviszidose, Antidot bei Paracetamolintoxikation.

WM Schleimverflüssigung durch Spaltung von Disulfidbrücken. Bei Paracetamolintoxikation „SH-Gruppen-Donator" für die intrahepatische Glutathionsynthese. PK: HWZ 2 h, PPB 80 %.

DOS
- Initial: 1 Amp. = 300 mg 1–2 x tägl. langsam i.v., bei schwersten Fällen 2–3 Amp. 2–3 x tägl. i.v.
- Paracetamolintoxikation: 150 mg/kg KG unverdünnt innerhalb der ersten 15 Min. i.v., anschließend bis zur 4. Stunde 50 mg/kg KG auf 500 ml 5%ige Glukose als Infusion, anschließend bis zur 20. Stunde 100 mg/kg KG auf 1000 ml 5%ige Glukose als Infusion.

NW Gastrointestinale Störungen, z.B. Übelkeit, Erbrechen, allerg. Reaktionen, mögliche Beeinflussung von Immunglobulinen und Antiproteasen (Disulfidbrückenaufspaltung), in seltenen Fällen anaphylaktische Reaktion.

WW Verminderte Wirkung von einigen Penicillinen, Tetrazyklinen und Cephalosporinen (Einnahme min. 2 h zeitverschoben). Keine Kombination mit antitussiven Mitteln (z.B. Codein): kann zu Sekretstau führen. Verstärkung des vasodilatatorischen und thrombozytenaggregationshemmenden Effektes von Glyzeroltrinitrat.

- Ausreichend Flüssigkeitszufuhr sicherstellen (ca. 2–3 l Trinkmenge/d, **Cave:** kardialer Status)
- Die Wirkung von ACC als Expektorans wird teilweise bezweifelt, da selbst nach Dosen > 3 g/d keine klinisch relevanten Veränderungen des tracheobronchialen Sekrets nachweisbar sind.

Acetylsalicylsäure (ASS)

IND Akute und chronische Schmerzen (analgetische Wirkung); Fieber (**Cave:** nicht bei Kindern und Jugendlichen → Reye-Syndrom). Akute und chron. Entzündungen, bes. rheumatische Erkrankungen. Myokardinfarkt (Thrombozytenaggregationshemmung). Prophylaxe zerebraler und koronarer Durchblutungsstörungen.

WM Benzoesäurederivat mit analgetischen, antipyretischen und antiphlogistischen Eigenschaften. Prostaglandinsynthesehemmung. Thrombozytenaggregationshemmende Wirkung (Hemmung der thrombozytären Thromboxan-A_2-Synthese). PK: orale Bioverfügbarkeit ca. 70 %, HWZ (Salicylsäure) konzentrationsabhängig 2,5–30 h, PPB konzentrationsabhängig 80 %, Elimination ca. 20 % unverändert renal (bei alkalischem Urin-pH) bis 80 %), Rest in Leber weiter metabolisiert. Wirkungseintritt nach oraler Gabe in 20–30 Min., i.v. 2–3 Min.

KI Ulcus duodeni oder ventriculi, Salyicylat-Hypersensibilität, hämorrhagische Diathese Kinder < 12 Jahre (Auslösung eines Reye-Syndrom), 3. Trimenon der Schwangerschaft (Geburtsverzögerung, erhöhte Nachblutungsgefahr, beim Kind vorzeitiger Verschluß des Ductus Botalli möglich), Glukose-6-Phosphat-Dehydrogenase-Mangel, Asthma bronchiale.

DOS
- Antiphlogistische, analgetische und antipyretische Wirkung: 0,5–1,0 g Aspisol® i.v., i.m, 0,5–1,0 g Aspirin® p.o.
- Thrombozytenaggregationshemmung: 1–3 mg/kg KG Aspisol® i.v.
- KHK: 100 mg Aspirin® tägl.

NW Bronchokonstriktion, Gefahr der Auslösung von Asthmaanfällen, anaphylaktische Reaktionen, Übelkeit, Erbrechen, Gastritis, Ulzera, Verlängerung der Blutungszeit, Ohrensausen, Benommenheit, Hyperventilation.

WW Erhöht werden die Wirkung von Antikoagulantien oder Fibrinolytika, Verstärkung der blutzuckersenkenden Wirkung von Insulin und Sulfonylharnstoffen. Verminderte diuretische Wirkung von Furosemid und Spironolacton. Verminderte Wirkung von blutdrucksenkenden Medikamenten.

- Beim Myokardinfarkt kann es bei Dosen > 400–500 mg ASS zu einer Prostaglandinbedingten koronaren Vasokonstriktion kommen
- In hohen Dosen besitzt ASS eine urikosurische Wirkung
- Als Standardmedikament beim Myokardinfarkt einsetzen.

Adenosin

Adrekar®

IND Paroxysmale AV-junktionale Tachykardien, AV-Reentry-Tachykardien, AV-Knoten-Tachykardien.

WM Endogenes Purinnukleotid mit antiarrhythmischen und vasodilatierenden Eigenschaften. Negative dromotrope Wirkung am AV-Knoten (kurzzeitige AV-Blockierung III.°, Asystolie). Keine Wirkung auf den Ventrikel. PK: Wirkungseintritt < 20 Sek., Wirkdauer 2–10 Sek., HWZ < 10 Sek., schnelle Aufnahme in Körperzellen.

KI AV-Block II.° und III.°, Sick-Sinus-Syndrom, Vorhofflimmern/flattern, obstruktive Lungenerkrankungen (z.B. Asthma bronchiale), verlängertes QT-Intervall.

DOS Unter laufender EKG-Kontrolle:

- Initial: 3 mg Adrekar® sehr schnell i.v. als Bolus injizieren
- Bei Nichterfolg: 6 mg Adrekar® i.v., dritte Dosis 9 mg Adrekar® i.v., vierte Dosis 12 mg Adrekar® i.v.

NW Flush, Dyspnoe, Bronchospasmus, Hyperventilation, retrosternale Schmerzen, Übelkeit, Schwindel, Schwitzen, Benommenheit, Bradykardie, Asystolie, RR ↓ → Dauer aller Nebenwirkungen aufgrund der geringen HWZ weniger als 1 Min.

WW Wirkungsverstärkung bei Gabe von Dipyridamol, Wirkungsverringerung bei Theophyllin, Interaktion mit β-Blockern und β-Sympathomimetika.

- Zusätzliche Dosen als die angegebenen werden nicht empfohlen.
- **Cave:** Applikation nur unter EKG-Kontrolle und in Reanimationsbereitschaft
- Über die Anwendung bei Kindern und Kleinkindern liegen keine ausreichenden Erfahrungen vor: 0,05–0,3 mg/kg KG Adrekar® schnell i.v. (nach Paul und Pfammatter).

Suprarenin®

Adrenalin

IND Reanimation, anaphylaktischer Schock, Asthma bronchiale.

WM Dosisabhängige Stimulation von α- und β-Rezeptoren. Bei Dosen von 1–2 µg/Min. starke Zunahme der Kontraktilität und der Erregungsleitung. Mittlere Dosen von 1–10 µg/Min. erweitern Splanchnikus- und Muskelgefäße aufgrund der β_2-Stimulation. Bei sehr hohen Dosen > 10 µg/ Min. überwiegt die α-sympathomimetische Wirkung mit Vasokonstriktion. PK: Wirkungseintritt sofort, Wirkdauer 3–5 Min., HWZ 3–10 Min., Elimination: 1–10 % unverändert renal.

KI Bei Reanimation keine. Obstruktive Kardiomyopathie, Aortenstenose.

DOS
- Reanimation: initial 0,01 mg/kg KG Suprarenin® (Erw. 1 mg als Bolus) i.v., endobronchial 3fache Dosis
- Anaphylaktischer Schock: initial 0,1 mg Suprarenin® i.v. (evtl. wdh.)
- Schock: per Perfusor: 10 mg Suprarenin® auf 50 ml NaCl 0,9 %, mit 1–10 ml/h (je nach RR), ggf. höhere Dosierung (geringere Verdünnung im Perfusor).

! Eine obere Dosisgrenze existiert bei korrekter Ind. nicht.

NW Tachykardie, ventrikuläre Extrasystolen, Kammerflimmern. Bei Angina pectoris → Frequenzanstieg, BZ- und RR-Anstieg, Tremor, K^+-Abfall, Krampfanfall.

WW Wirkungsabschwächung von Antidiabetika. Vermehrte Sympathikusaktivität bei trizyklischen Antidepressiva. Bei β-Blokker Wirkungsumkehr des Adrenalin mit RR Abfall. Vermehrte Rhythmusstörungen bei Halothan. Nicht zusammen mit Natriumbicarbonat über einen Zugang geben (Ausfällung).

- Endobronchiale Gabe möglich, Dosis 3-fach: 3 mg auf 10 ml NaCl 0,9 % verdünnen (1 : 10000)
- Im Rahmen der Reanimation ist eine High-Dose-Adrenalin-Therapie mit Dosen > 20 mg nicht mehr indiziert. Alle 3–5 Min. jeweils 1 mg Suprarenin® i.v. oder 2–3 mg Suprarenin® e.b. sind ausreichend
- Bei AV-Blockierung besser Atropin oder temporären Schrittmacher einsetzen.

Ajmalin

Gilurytmal®

IND WPW-Syndrom, supraventrikuläre Extrasystolie, supraventrikuläre Tachykardie: AV-junktionale Tachykardie, paroxysmales Vorhofflimmern. Ventrikuläre Tachyarrhythmie, ventrikuläre Tachykardie (Notfalltherapie).

WM Antiarrhythmikum der Klasse IA. Hemmt am Herzmuskel den schnell Na^+-Einstrom der Erregung und reduziert dadurch die Depolarisationsgeschwindigkeit während der Phase 0 des Aktionspotentials. Chinidinartige membranstabilisierende Wirkung. Heterotope Reizbildung wird stärker gehemmt als die Erregungsleitung. Ther. Wertigkeit: Vorhof +, AV-Knoten +, akzess. Bahn ++, Ventrikel ++. Sinusfrequenz ↔ - ↓, PQ-Zeit ↑, QRS-Dauer ↑, neg. inotrop. PK: orale Bioverfügbarkeit gering, daher nur parenterale Gabe sinnvoll, Wirkungseintritt 1–2 Min., Wirkdauer 10–20 Min., HWZ 1–2 h, Elimination: überwiegend hepatisch.

KI Absolut: AV-Block II. und III.°, Bradykardie, schwere Herzinsuff., erhebliche Verbreiterung des QRS-Komplexes bzw. Verlängerung der QT-Zeit, hypertrophe Kardiomyopathie. Relativ: AV-Block I.°, Sick-Sinus-Syndrom, inkompletter Schenkelblock, Hypotonie ($RR_{SYST} < 90$ mmHg), Schwangerschaft und Stillzeit.

DOS
- Initial: 25–50 mg Gilurytmal® langsam unter EKG-Kontrolle i.v. (max. 10 mg/Min.) → bei vorgeschädigtem Herzen nur 2,5 mg/Min.
- Perfusor: 5 Amp. Gilurytmal® à 50 mg auf 50 ml NaCl 0,9 %, mit 0,5–1 mg/kg KG/h. Therapie nur bis zum Wirkungseintritt, max. 300 mg/12 h, anschließend Perfusor mit reduzierter Dosis (12–24 mg/h).

NW Herzinsuff., Bradykardie, Asystolie, AV-Block, Kammerflimmern, Übelkeit, Erbrechen, Durchfall, Obstipation, Wärmegefühl, Cholestase, Agranulozytose, Thrombopenie, Flush.

WW Hemmung der AV-Überleitung bei gleichzeitiger Gabe von β-Rezeptorenblocker und Calciumantagonisten.

- Nicht mit Furosemid mischen → Ausflockung
- Ajmalin erhöht die Schrittmacherreizschwelle.

(1) Mucosolvan®,
(2) Bisolvan®

(1) Ambroxol, (2) Bromhexin

IND Unproduktiver Husten im Rahmen von Infekten der oberen und unteren Luftwege; Schleimlösung bei Bronchiektasen, Mukoviszidose. Förderung der pränatalen Lungenreifung und Prophylaxe eines Atemnotsyndroms bei Frühgeborenen.

WM Sekretolyse durch vermehrte Sekretion eines weniger zähen Schleimes. Stimulation der Ziliarbewegung. Zusätzlich Induktion der Surfactant-Bildung, dadurch weniger adhäsiver Schleim an der Schleimhaut und verbesserte mukoziliäre Clearance. PK: Ambroxol ist Metabolit von Bromhexin und wird im First-pass-Effekt der Leber zu 30 % metabolisiert. Wirkbeginn nach ca. 30 Min., Wirkdauer 6–10 h.

DOS
- (1) Zur Sekretolyse 3 x 15 mg tägl. i.v.
- (1) Zur Lungenreifung: 50 ml (= 1 g) in 500 ml 5%iger Glukose über 4 h i.v. (120 ml/h). Ther.-Dauer: 3 d.
- (2) 2–3 x 16 mg i.v. tägl. bei KG > 40 kg.

NW (selten) Schwächegefühl, Kopfschmerzen, Erbrechen, Durchfall, Exanthem. Bei i.v.-Injektion selten anaphylaktische Reaktionen wie Dyspnoe, Gesichtsschwellung, Schüttelfrost.

WW Keine Kombination mit Antitussiva (z.B. Codein): kann zu Sekretstau führen. Ausreichende Flüssigkeitszufuhr sicherstellen (ca. 2–3 l/d, **Cave:** kardialer Status). Amoxicillin, Cefuroxim, Erythromycin, Doxycyclin (Verbesserter Übertritt der Antibiotika in das Gewebe).

Amiodaron

Cordarex®

IND Therapierefraktäre VES und ventrikuläre Tachykardie; Bedrohliche, therapierefraktäre supraventrikuläre Tachykardien (Vorhofflimmern und -flattern, AV-Knoten-Reentry-Tachykardie); WPW-Syndrom.

WM Klasse-III-Antiarrhythmikum mit nicht-kompetetiver α- und β-Rezeptorblockade. Selektive Verlängerung des Aktionspotentials. Ther. Wertigkeit: Vorhof +++, AV-Knoten ++, akz. Bahn +++, Ventrikel +++. Sinusfrequenz ↓, PQ-Zeit ↑, QRS-Dauer ↔ - ↑. PK: orale Bioverfügbarkeit ca. 40 %, HWZ bei Langzeittherapie 1–3 Mon., PPB 96 %, Elimination: fast ausschließlich hepatisch.

KI Bradykardie, AV-Block II.° und III.°, Sinusknotensy., Schilddrüsenerkrankung, Lungenerkrankung, Jodallergie, Schwangerschaft, gleichzeitige Einnahme von MAO-Hemmern.

DOS I.v.: 5 mg/kg KG über 20–120 Min. als Kurzinfusion. 2 Amp. = 300 mg in 250 ml Glukose 5 % (1,2 mg/ml). Beispiel bei 60 kg mit 125–750 ml/h.
Anschließend Aufsättigung 10–20 mg/kg KG/d = 600 mg/d. Beispiel bei 60 kg = 4 Amp. à 150 mg in 500 ml Glukose 5 % mit 20 ml/h in 24 h über insgesamt 6 d.

NW ZNS: Kopfschmerzen, Schlafstörungen, Alpträume, Tremor, Ataxie, periphere Neuropathie, Muskelschwäche, Hornhautablagerungen. Photosensibilisierung: Hyperpigmentierung, Erythema nodosum, Sonnenbrandneigung. GIT: cholestatische Hepatose, Übelkeit, Erbrechen, Völlegefühl, Obstipation. Hypo- und Hyperthyreose, Arrhythmien.

WW Erhöhung von Digoxin-, Chinidin-, Flecainid-, Phenytoinspiegel. Wirkverstärkung von Cumarin. Additiver Effekt von β-Blocker und Ca^{2+}-Antagonisten auf Sinus- und AV-Knoten.

- Schwere NW in 10 %! → nur bei sorgfältiger Indikationsstellung einsetzen
- Wegen Jodgehalt von 37 % Gefahr von Schilddrüsenfunktionsstörungen (hyperthyreote Krise bei Schilddrüsenautonomie; typisch T_3-High-T_4-Syndrom)

- Vor Therapiebeginn: Schilddrüsenfunktion (fT_3, fT_4, TSH basal), Lungenfunktion, Augenarzt
- Schlechte Steuerbarkeit wegen extrem langer HWZ
- Nur sehr langsame Rückbildung der NW nach Reduktion oder Absetzen
- **Cave:** Nur Auflösung in Glukose 5 % möglich!
- **Cave:** Wegen Venenreizung i.v.-Applikation nur über ZVK möglich
- Antidot: Beschleunigte Elimination durch Cholestyramin (Unterbrechung des enterohepatischen Kreislaufs).

Antithrombin III (AT III)

Atenativ®

IND AT-III-Mangel, z.B. bei Verbrauchskoalgulopathie, Lebersynthesestörung, nephrotischem Syndrom, angeborenem Mangel, Sepsis, nach größeren OP, bei Verbrennungen; Substitution nach Plasmapherese/Hämodialyse (umstritten!); Mögliche Wirkung auf den Verlauf einer Sepsis durch hohe Spiegel an AT III (bis 150 %)

WM Thromboinhibitor, Wirkdauer: verbrauchsabhängig, HWZ 30–72 h

DOS ! 1 IE/kg KG bewirkt ca. 1 % AT-III-Spiegel-Erhöhung. 1400 IE bewirken z.B. bei einem 70 kg schweren Pat. eine Anhebung des Spiegels um ca. 20 %. Gabe im Perfusor oder über 30 Min. langsam i.v. (5 Min.)

- Bei Behandlungsbeginn: 50 IE/kg KG i.v.

WW Heparin, Steroide (Erhöhung der AT III-Aktivität); Östrogene (Erniedrigung von AT III).

- Nach Substitution Kontrolle des AT-III-Spiegels, erst danach erneute Gabe sinnvoll
- Der AT-III-Spiegel sollte mindestens 80 % des Normwertes erreichen
- AT III ist ein mäßig guter Parameter für die Syntheseleistung der Leber
- Die Heparinwirkung bei niedriger Dosierung ist an die Anwesenheit von AT III gebunden
- Strenge Indikationsstellung wegen hoher Kosten
- Bei Lebersynthesestörung mit symmetrischem Abfall von Quick und AT III erfolgt eine Substitution nur bei akuter Blutung.

Trasylol®

Aprotinin

IND Hämorrhagien aufgrund einer hyperfibrinolytischen Hämostasestörung, z.B. postoperativ, posttraumatisch, bei extrakorporaler Zirkulation, antepartal, intrapartal, postpartale Komplikationen bei der thrombolytischen Therapie.

WM Proteaseinhibitor; hemmt durch reversible Bindung die Aktivität von Trypsin, Plasmin und Kallikrein.

KI Allergische Diathese, allergische Reaktion, strenge Indikationsstellung im 1. Trimenon.

DOS ! Ist eine frühere Anwendung von Aprotinin nicht bekannt oder kann diese nicht sicher ausgeschlossen werden, sollte vor jeder Behandlung eine Testdosis von 1 ml Trasylol (10000 KIE) mit anschließender Beobachtungszeit von 10 min gegeben werden

- Hyperfibrinolytische Hämorrhagie: initial 500000 KIE (≅ 70 mg Aprotinin) als langsame Infusion (max. 10 ml/Min.); danach 200000 KIE (≅ 28 mg Aprotinin) alle 4 h
- Hämostasestörungen in der Geburtshilfe: initial 1 Million KIE (≅ 140 mg Aprotinin), dann 200000 KIE/h (≅ 28 mg Aprotinin) bis zum Stehen der Blutung.

NW allergisch/anaphylaktische Reaktionen (selten), vorübergehender Serumkreatinin-Anstieg (meist ohne klinische Relevanz), lokale Thrombophlebitis.

WW Thrombolytika, z.B. Streptokinase, tPA und Urokinase (Wirkungsabschwächung), Aprotinin ist grundsätzlich als inkompatibel mit anderen Pharmaka anzusehen → keine Mischinfusionen.

- Trasylol nur beim liegenden Pat. langsam (max. 10 ml/Min.) als i.v.-Inj. od. Kurzinf. verabreicht werden
- Pat. mit bek. Überempfindlichkeit:
  - I.v.-Gabe von H_1- und H_2-Antagonisten, 15 Min. vor 1. Aprotinin-Gabe
  - Anschließend 1 ml (10000 KIE) Trasylol® i.v. mit einer Beobachtungszeit von 10 Min. danach langsame Infusion der Loading Dose: 20 Min. für 200 ml (2 Mio. KIE) Trasylol® (bei extrakorporaler Zirkulation),
- Einsatz bei akuter Pankreatitis nicht mehr zu empfehlen.

Argininhydrochlorid

L-Argininhydrochlorid
21 %ig Braun®

IND Metabolische Alkalose, nur ausnahmsweise indiziert

WM H^+-Ionen-Donator

KI Azidose, Hyperkaliämie

DOS Dosierung nach BGA: Dosis entspricht ungefähr BE x 0,3 kg/2

NW Bei Überdosierung metabolische Azidose, Venenreizung

- Lösung nur verdünnt anwenden
- Verstärkung einer vorbestehenden Hyperkaliämie bzw. Anstieg der K^+-Konzentration
- Wirksamkeit nur bei ausreichenden Lebermetabolismus
- Langsam entstandene Störung langsam unter Kontrolle von BGA und E'lyten ausgleichen
- Antidot: Natriumbikarbonat.

Atenolol

IND KHK, AP, Z.n. Herzinfarkt, hyperkinetisches Herzsyndrom, supraventrikuläre Tachykardie, Vorhofflimmern/-flattern, Arrhythmia absoluta mit schneller Überleitung, Sinustachykardie bei Hyperthyreose, VES, art. Hypertonus.

WM β-Blocker, selektive Blockierung der β_1-Rezeptoren, keine unspezifische Membranwirkung, keine intrinsische Aktivität. Ther. Wertigkeit: Vorhof +, AV-Knoten ++, akz. Bahn 0, Ventrikel +. Sinusfrequenz ↓, PQ-Zeit ↑, QRS-Dauer ↔. PK: orale Bioverfügbarkeit ca. 50 %, HWZ 6–8 h, PPB 5 %, Elimination: 90 % unverändert renal, Rest hepatisch metabolisiert.

KI Herzinsuff., Schock, Hypotonie, AV-Block II.° u. III.°, Bradykardie, SA-Block, Sinusknoten-Syndrom, obstruktive Atemwegserkrankungen, periphere Durchblutungsstörungen, Phäochromozytom, Prinzmetal-Angina (Präinfarktangina).

DOS
- I.v.: tachykarde Arrhythmien: 2,5 mg = 5 ml langsam, max. 0,15 mg/kg KG = 21 ml bei 70 kg Pat. unter ständiger Monitorkontrolle
- P.o.: 25–100 mg täglich.

NW Psychische Störungen, z.B. Depression, Somnolenz, motorische Störungen, Müdigkeit, Raynaud-Symptome an Armen und Beinen, Bradykardie evtl. mit Schwindel, Benommenheit. Magen-Darm-Beschwerden, Hautrötungen, Schlafstörungen, Muskelkrämpfe, Muskelschwäche. Metabolische NW: Bei insulinbehandelten Diabetikern besteht die Gefahr ausgeprägter Hypoglykämien.

WW Überschießender RR-Anstieg bei Adrenalin, Noradrenalin, MAO-Hemmer. Abschwächung der blutdrucksenkenden Wirkung bei Analgetika, nichtsteroidale Antiphlogistika.

- Strenge Indikationsstellung in der Schwangerschaft
- Nicht i.v. applizieren bei gleichzeitiger Therapie mit Ca^{2+}-Antagonisten, z.B. Verapamil
- Vorsicht bei Kombination mit Antiarrhythmika mit starker Leitungsblockierung (Klasse IA und III)

- Wegen Hydrophilie weniger ZNS-NW als andere β-Blocker
- Schlechte Steuerbarkeit wegen langer HWZ
- Bei Niereninsuffizienz → Dosisreduktion
- Atenolol ist dialysierbar
- β-Blocker nicht plötzlich absetzen: Bei Pat. mit KHK können Infarkt, instabile AP oder Rhythmusstörungen auftreten.

Atropin

IND Bradykarde Herzrhythmusstörungen, Parasympathikolyse vor diagnostischen und therapeutischen Eingriffen (z.B. Intubation, Magenspülung). Antidot bei Intox. mit Parasympathomimetika. Antidot bei Intox. mit Alkylphosphaten.

WM Parasympatholytikum, kompetetiver Antagonist des Acetylcholins mit Überwiegen des Sympathikotonus: Sinusfrequenz ↑, AV-Leitung ↑, His-Purkinje-System wird nicht beeinflußt. Ther. Wertigkeit: Sinusknoten +++, AV-Leitung ++. PK: Atropin: HWZ 2,5 h, PPB 50 %, Elimination 30–50 % unverändert renal, Rest hepatisch metabolisiert. Wirkungsdauer einer Einzeldosis 30–120 Min.

KI Keine lebensbedrohlichen Situationen

DOS

- Initial: 1–2 Amp. = 0,5–1 mg i.v., evtl. Wiederholung bis 2 mg (bei AV-Block III.° ggf. höhere Dosis)
- Intoxikation mit Alkylphosphaten: initial 2–4 mg Atropin i.v., alle 3–5 Min. wiederholen bis Rückgang der Bronchialsekretion. 5 Min. nach erster Atropingabe 1 Amp. Toxogonin® (Obidoxim) à 0,25 g i.v.

NW Kardial: supraventrikuläre und ventrikuläre Tachykardien, selten Kammerflimmern. Extrakardial: Gefäßerweiterung, Hemmung von Speichel- und Magensaftsekretion, -motilität, Spasmolyse, Harnblasenatonie, Bronchospasmolyse, Hemmung der bronchialen Sekretion, Mydriasis, Augeninnendruck ↑, zentralnervöse Erregung.

WW Gegenseitige Abschwächung der Wirkung auf die Motilität des Magen-Darm-Traktes durch Metoclopramid.

- **Cave:** Bei i.v.-Gabe Kammerflimmern möglich
- Initial paradoxe Bradykardie für 1–2 Min. möglich
- 0,04 mg/kg KG i.v. blockieren die Vagusaktivität am Herzen vollständig (bei 75 kg KG ≤ 3 mg i.v.)
- **Cave:** Im letzten Schwangerschaftsdrittel und bei der Geburt Bradykardie und Tachykardie beim Feten, Neugeborenen
- Selten „Atropinfieber" (Temperatur > 41 °C) → Kühlung durch nasse Tücher und Föhngebläse
- Atropin nur unter Monitorkontrolle!

Azetazolamid

IND Respiratorische Insuffizienz mit respiratorischer Azidose und kompensatorischer metabolischer Alkalose, metabolische Alkalose, Glaukomanfall, Hirnmassenblutung mit Ventrikeleinbruch zur Verringerung der Liquorproduktion und Vermeidung eines frühzeitigen Hydrocephalus internus.

WM Carboanhydrasehemmung. Senkung der Bikarbonat-Konzentration im Liquor, dadurch pH-Abfall und Atemstimulation. HWZ ca. 8 h, Verteilungsvolumen 0,2 l/kg, PPB 70–90 %, Eleminations: fast vollständig unverändert renal, Wirkdauer: Einmaldosis 4–6 h

KI Stärkere Niereninsuffizienz, Hypokaliämie, Hyponatriämie, Hyperkalzämie, Leberkoma, Sulfonamidallergie

DOS
- Akutes Glaukom: 500 mg = 1 Inj.-Fl. Diamox® i.v.
- Respiratorische Insuffizienz: 500–750 mg/d i.v.
- Status epilepticus 500 mg i.v.
- Pankreatitis und Pankreasfisteln: 1000–2500 mg/d

NW Allergie (Fieber, Hautausschlag, KM-Depression, Niereninsuffizienz), Parästhesien, GIT-Beschwerden, RR-Abfall, im Tierversuch teratogen, vermehrter Harndrang, Ohrgeräusche, Hörstörungen, Depressionen, metabolische Azidose, Hyperkalziurie, Hämaturie, Leberfunktionsstörungen, fulminante Lebernekrose.

WW Antidiabetikawirkung wird abgeschwächt. Bei gleichzeitiger Kortikoidgabe vermehrte K^+-Ausscheidung **(Cave:** verstärkte Digitaliswirkung). Verstärkte Blutdrucksenkung bei gleichzeitiger antihypertensiver Therapie. Wirkungsverstärkung bei Timolol, Pilocarpin. Verstärkung der metabolischen Azidose durch Salicylate. Phenytoin-Serumkonzentration ↑. Wirkungsverstärkung basischer Arzneistoffe, z.B. Amphetamin, Procainamid.

Akineton®

Biperiden

IND Nikotinintoxikation, Intoxikation durch organische Phosphorverbindungen, Parkinsonssyndrom, extrapyramidale Bewegungsstörungen, bizarres neurologisches Syndrom bei Neuroleptika-Intoxikation, gedecktes SHT zur Behandlung des postkommotionellen Syndrom, Trigeminusneuralgie.

WM Zentral und peripher wirkendes Anticholinergikum. PK: orale Bioverfügbarkeit 30 %, biphasischer Plasmaspiegelverlauf, HWZ α-Phase 1–2 h, β-Phase (Elimination) 12–18 h, Verteilungsvolumen 24 l/kg, PPB 95 %, Elimination: hepatische Hydroxylierung

KI Engwinkelglaukom, mechanische gastrointestinale Stenose, paralytischer Ileus, Megakolon, Prostatahypertrophie, Tachyarrythmien, schwere Herz-Kreislauferkrankungen, gleichzeitige Gabe von MAO-Hemmern (2 Wo. vorher absetzen).

DOS
- Ca. 2,5–5 mg Biperiden (=1/2–1 Amp. Akineton®) bei 70 kg Pat. i.m. oder langsam verdünnt i.v. = 0,04 mg/kg
- Bei gedecktem SHT 10 mg Biperiden i.v. (= 2 Amp.)

NW Mundtrockenheit, Akkommodationsstörungen, Müdigkeit, Schwindel, Obstipation, Tachykardie, Hypotonie, Miktionsbeschwerden, evtl. Harnverhalt, Bei Überdosierung: Unruhe, Psychose (bes. bei alten Pat.), Kopfschmerzen,

WW Wirkungsverstärkung durch andere Antiparkinsonmedikamente, Antidepressiva, Chinidin, Antihistaminika.

- Cave: Bei Pat. mit Tachykardieneigung und erhöhter Krampfbereitschaft
- Die Überdosierung von Biperiden erzeugt ein zentrales und peripheres anticholinerges Syndrom, das durch die anticholinergen Wirkungen der Neuroleptika verstärkt werden kann, daher zurückhaltender Einsatz hoher Dosen
- Antidot: Physostigmin.

B

IND Spasmen im Bereich Magen, Darm, Gallenwege. Spasmen der ableitenden Harnwege (Harnleiterkoliken), der weiblichen Geschlechtsorgane.

WM Periphere anticholinerge Wirkung durch Hemmung der synaptischen ACTH-Freisetzung und postsynaptischer rezeptorantagonistischer Eigenschaften. PK: quaternäre Ammoniumverbindung, deshalb keine Penetration ins ZNS, bei schlechter enteraler Resorption nur parenterale Gabe sinnvoll, Eliminations-HWZ 4 h, PPB 10 %, Elimination: 50 % unverändert renal, Rest wird biliär sezerniert.

KI Mechanische Stenosen im Bereich des Magen-Darm-Kanals. Harnverhalt bei mechanischen Stenosen der Harnwege, z.B. Prostataadenom. Hypotonie, Tachyarrhythmie. Engwinkelglaukom.

DOS
- Erwachsene: 1–2 Amp. = 20–40 mg langsam i.v.
- Kinder/Säuglinge: 1/4 Amp. = 5 mg langsam i.v.

NW Anticholinerge NW: Mundtrockenheit, Hemmung der Speichel- und Schweißsekretion, Miktionsbeschwerden. In seltenen Fällen Überempfindlichkeitsreaktionen: Hypotonie, Tachykardie.

WW Abschwächung der Wirkung auf die Motilität des Magen-Darm-Traktes durch Präkinetika, z.B. Metoclopramid, Cisaprid. Wirkungsverstärkung trizyklischer Antidepressiva, Antihistaminika, β-Sympathomimetika.

- Strenge Indikationsstellung in der Schwangerschaft
- Antidot: 0,5–2,5 mg Neostigmin (Prostigmin®) i.v.

Calcium Sandoz®
10 %/20 %

Calciumgluconat

IND Intox. mit Fluoriden und Oxalsäure, symptomatische Hypokalziämie, Tetanie, Calciummangel.

KI Hyperkalziämie, Hyperkalziurie, Digitalistherapie, schwere Niereninsuff., Vitamin-D-Überdosierung, Knochenmetastasen, Plasmozytom.

DOS I.v.: 1 Amp. Calciumgluconat 10 % (entspr. 2,23 mmol) langsam über 10 Min. i.v., je nach Ca^{2+}-Mangel wiederholt injizieren.

NW Bei zu schneller Injektion: Übelkeit, Erbrechen, Wärmegefühl, RR-Abfall, Herzrhythmusstörungen, Kollaps; Obstipation, Hyperkalziämie, Hyperkalziurie.

WW Herzglykoside (Wirkungsverstärkung), Abschwächung der Wirksamkeit von Ca^{2+}-Antagonisten (z.B. Nifedipin, Verapamil).

- Nicht mit Phosphat mischen
- Versehentliche Gabe bei digitalisierten Pat.: symptomatische Therapie und evtl. Gabe von Digitalis-Antidot BM®.

Carbo medicinalis

Kohle-Compretten®
Kohle-pulvis®

IND Intox. durch Nahrungsmittel, Schwermetalle und Arzneimittel.

WM Adsorption von fettlöslichen und wasserlöslichen Giften durch feinste Kapillarmembranen (1000–2000 m^2/g Kohle!) der Kohlekörner.

KI Intox. mit Säuren und Laugen (Keine Bindungseigenschaft durch Kohle).

DOS Bei Intox.: einmalig 0,5–1 g/kg KG (ca. 30–70 g), oder initial 10 g und alle 4 h erneut 10–20 g p.o. oder Magensonde. Kohle mit ca. 10–30 ml Wasser für 10 g Kohle aufschwemmen. Gängig in Komb. mit Sorbit.

NW Keine bekannt.

WW Die Wirkung oral applizierter Medikamente kann vermindert oder aufgehoben werden, z.B. Antikonzeptiva, Antiepilptika usw.

- Kohle wird häufig unterdosiert!
- Auch noch nach mehreren Stunden zurückliegender Intox. sinnvoll.

Carvedilol

IND Essentielle Hypertonie, chron. stabile AP, chron. Herzinsuff.

WM Kompetitiver Rezeptorantagonist, β_1- und α_1-Blockade. Senkung der Sinusfrequenz und AV-Überleitung, sowie membranstabilisierende Wirkung mit Unterdrückung ektoper Zentren (β_1), und Vasodilatation (α_1). PK: gute Resorption bei p.o.-Applikation. HWZ 7 h, Elimination hepatisch.

KI Manifeste Herzinsuff., Herzinfarkt mit Komplikationen, labile oder sek. Hypertonie, Prinzmetal-Angina, Asthma bronchiale, chronisch obstruktive Bronchitis, Lungenembolie, Cor pulmonale, Sick-Sinus-Syndrom; SA-Block; AV-Block; AV-Block II. und III.°, Bradykardie < 55/Min., Schock, Hypotonie, metabolische Azidose, keine Kombination mit MAO-Hemmer, bei Phäochromozytom erst nach α-Blocker-Gabe, Kinder, Schwangerschaft, Stillzeit.

DOS
- 1. und 2. Tag je 12,5 mg, danach 12,5–25 mg täglich
- P.o.: Frühestens nach 14 d Erhöhung auf 50 mg täglich
- Max. Tagesdosis: 50 mg (2 x 25 mg)
- Max. Einzeldosis: 25 mg.

NW ZNS: Schwindel, Übelkeit, Kopfschmerzen, Müdigkeit. Herz: AP, Bradykardie, AV-Blockierungen. GIT: Bauchschmerzen, Übelkeit, Durchfall, Verstopfung, Erbrechen. Lunge: Bronchospasmus. Orthostatische Hypotonie mit Schwindelanfällen, Synkopen. Claudicatio intermittens und Raynaud-Syndrom können zunehmen. Selten: Allergische Reaktionen, Depressionen, Schlafstörungen, Sehstörungen, Augenreizungen, Parästhesien, Ödeme, Gliederschmerzen, Potenzstörungen, Transaminasenanstieg, Verstärkung von Herzinsuffizienz, Thrombopenie, Leukopenie.

WW
- Antihypertensive Wirkung anderer Medikamente kann verstärkt werden
- RR- und Herzfrequenzabfall bei gleichzeitiger Gabe von Reserpin, Guanethidin, Methyldopa, Clonidin, Guanfacin, Ca^{2+}-Antagonisten, Antiarrhythmika

- Antihypertensive Wirkung wird verstärkt durch: Barbiturate, Phenothiazine, trizyklische Antidepressiva, Alkohol, gefäßerweiternde Medikamente
- Clonidin darf erst einige Tage nach Absetzen von Carvedilol stufenweise abgesetzt werden
- Rifampicin vermindert die systemische Verfügbarkeit von Carvedilol
- Überleitungsstörungen zusammen mit Digitalis
- Anstieg der Digoxinkonzentration im Plasma
- Wirkungsverstärkung von Insulin und oralen Antidiabetika
- Zusammen mit Narkotika ausgeprägte negative Inotropie möglich.

- **Cave:** AV-Blockierungen können verstärkt werden
- Das Reaktionsvermögen ist oft vermindert
- Medikation bei geplanter Narkose dem Anästhesisten mitteilen
- Wenig Erfahrungen bei Herzinsuff., labilem oder organbedingtem Hypertonus, instabiler AP, kompletten Schenkelblockbildern, pAVK III-IV, Niereninsuff., Myokardinfarkt < 6 Mon.
- Diuretika insbesondere bei alten Pat. vorher absetzen.

Ceruletid

IND Postoperative Darmatonie, Paralytischer Ileus, Röntgendiagnostik zur Peristaltikanregung

WM Strukturähnlich zu Cholezystokinin (CKK) und Gastrin II. ACTH-Freisetzung an Organen mit CCK-Rezeptoren (Gallenblase, Pankreas, Intestinum) mit Kontraktion der Gallenblase, Relaxation des Sphincter Oddi, Steigerung der Pankreassekretion und Förderung der intestinalen Peristaltik.

KI Schwangerschaft, Pankreatitis, Choledocholithiasis, schwere Niereninsuffizienz, mechanischer Ileus, schwere kardiovaskuläre Erkrankungen

DOS
- 1 Amp. à 40 µg auf 50 ml NaCl mit 2 ng/kg KG/Min., Beispiel (70 kg KG): 8,4 µg/h = ca. 10 ml/h

NW Übelkeit, Erbrechen, Schweißausbruch, RR-Abfall

WW Wirkungsabschwächung durch Atropin und verwandte Parasympatholytika

Chloralhydrat

Chloralhydrat-Rectiole®

IND Sedierung, Fieberkrämpfe, Status epilepticus.

WM Hypnotikum und Sedativum mit barbituratähnlichen Eigenschaften und geringer therapeutischer Breite. In therapeutischen Dosen kein neg. Effekt auf Atmung und Kreislauf. PK: Wird schnell rektal aufgenommen und zum aktiven Metaboliten Trichlorethanol metabolisiert.

KI Schwere Leber- oder Nierenfunktionsstörungen, dekompensierte Herzinsuff.

DOS
- Säugling (ab 6 kg KG): 1/2–1 Rectiole
- Kleinkind (ab 12 kg KG): 1–2 Rectiolen
- Schulkind (ab 24 kg KG): max. 2 Rectiolen.

NW Reizung der rektalen Schleimhaut, Herzrhythmusstörungen, Ataxie, Verwirrtheit, paradoxe Reaktionen; selten allergische Reaktionen: Hautausschläge, Leukopenie.

WW Gegenseitige Wirkungsverstärkung mit zentraldämpfender Pharmaka und Alkohol. Antikoagulantienwirkung verstärkt.

Rectiole gedrückt haltend aus dem Rektum ziehen, und anschließend die Gesäßbacken für ca. 1 Min. zusammenpressen.

Cisaprid

IND Refluxkrankheit, Erhaltungstherapie bei leichter bis mittelschwerer Refluxösophagitis, Gastroparese (diabetisch oder postoperativ intestinale Pseudoobstruktion),

WM Aktivierung des Plexus myentericus durch indirekte Stimulierung der Acetylcholinausschüttung; erhöht den Tonus des unteren Ösophagussphinkters, beschleunigt die Magenentleerung und die Darmtransitzeit; keine Dopamin-agonistische Wirkung; keine extrapyramidalen Störungen.

KI Therapie mit Ketoconazol, Itraconazol, Miconazol, Fluconazol, Erythromycin, Clarithromycin, Proteaseinhibitoren, z.B. Ritonavir; Neugeborene und Sgl. bis 4 Wo. starke gastrointestinale Blutung, mechanische Obstruktion, Perforation; Strenge Indikationsstellung während der Schwangerschaft und Stillzeit.

DOS
- 2–3(-4) x 5–10 mg Cisaprid.
- ! Dosishalbierung bei Leberinsuff. und Niereninsuff. (Kreatinin-Clearance < 40 ml/Min.)

NW Abdominale Krämpfe (selten), Verdauungsgeräusche, Diarrhoe, leichte Kopfschmerzen, Benommenheit; selten allergische Reaktionen, Hautausschlag, Urtikaria, reversible Leberfunktionsstörungen, Gynäkomastie, Galaktorrhoe. Zentralnervöse Effekte: zentrale Krampfanfälle, extrapyramidale Effekte, Beeinflussung der Miktionshäufigkeit in Einzelfällen beschrieben.

WW
- Verstärkte Benzodiazepinwirkung
- Spiegelschwankungen bei Antiepileptika
- Verstärkte Antikoagulantienwirkung
- H_2-Blocker: Spiegelerniedrigung; gleichzeitig Spiegelerhöhung von Cisaprid.

Clemastin

Tavegil®

IND Leichte Anaphylaxie, allergische Reaktion, Juckreiz.

WM Selektive Histaminhemmung am H_1-Rezeptor durch antagonistische Wirkung und Verminderung der Kapillarpermeabilität und Vasodilatation. Sedierende Eigenschaften. PK: Wirkdauer 10–12 h, HWZ α 3,6 h, β 37 h PPB 90 %, Elimination: hepatischer Metabolismus, 45–65 % werden renal ausgeschieden, Rest biliär.

KI Stillzeit, strenge Indikationsstellung in der Schwangerschaft und bei Kindern

DOS Initial: 1–1,5 Amp. = 2–3 mg langsam i.v.

NW Sedierung, Tachykardie, Schwindel, Mundtrockenheit, Kopfschmerzen, Hautreaktionen, Übelkeit, Obstipation.

WW Wirkungsverstärkung zentral wirkender Medikamente, z.B. Hypnotika, Analgetika, Narkotika, Alkohol. MAO-Hemmer (Wirkungsverlängerung und -verstärkung der anticholinergen NW).

Clemastin ist juckreizstillend und besitzt eine leicht bronchodilatatorische Wirkung.

Clonazepam

IND Antikonvulsivum: Petit-mal-Epilepsie, Grand-mal-Anfall, alle Formen des Status epilepticus.

WM Benzodiazepin, Abnahme der Erregung vegetativer Neurone in Cortex, Thalamus und limbischen System durch Verstärkung der hemmenden GABA-ergen Neurone. PK: orale Bioverfügbarkeit 90 %, HWZ: α-Phase 2 h, β-Phase 29 h; PPB 80 %, Elimination: fast vollständig hepatische metabolisiert. Ther. Plasmaspiegel 0,03–0,08 μg/ml.

KI Akutes Engwinkelglaukom, Myasthenia gravis.

DOS 1 Amp. à 1 mg langsam i.v., bis zu 4 mal täglich.

NW Müdigkeit, Verlangsamung, Kopfschmerzen, Artikulationsstörungen, Muskelrelaxtion, Amnesie, Ataxie, Gereiztheit, Sedierung, Verschleimung der Atemwege.

WW Wirkungsverstärkung durch zentraldämpfende Pharmaka und Alkohol. Senkung des Clonazepamspiegels durch Phenobarbital und Phenytoin infolge Enzyminduktion.

- Clonazepam hat von allen Benzodiazepinen die stärkste antikonvulsive Wirkung
- Mittel der 1. Wahl im akuten Krampfanfall
- 1 mg Clonazepam entspricht 5–10 mg Diazepam
- Bei Therapieresistenz des Status epilepticus: Narkoseeinleitung mit 5–7 mg/kg KG Thiopental, Intubation und kontrollierte Beatmung
- Unter strenger Indikationsstellung Gabe auch in der Schwangerschaft möglich
- Paradoxe Reaktion bei älteren Pat. möglich
- Antidot: Flumazenil (Anexate®).

Clonidin

(1) Catapresan®
(2) Paracefan®

IND
- (1) Hypertonie (außer bei Phäochromozytom)
- (2) Alkoholentzugsdelir (Verminderung sympathomimetischer Symptome).

WM Zentrale α_2-Rezeptorenstimulation → Senkung des Sympathikotonus. Durch geringe periphere α_2-Rezeptorenstimulation kommt es bei schneller Injektion zu einem passageren Blutdruckanstieg. PK: orale Bioverfügbarkeit 65–100 %, Eliminations-HWZ 10–20 h, Wirkungseintritt 5–10 Min., Wirkdauer 3–6 h, PPB 30–40 %, Elimination: 65 % unverändert renal, Rest hepatisch metabolisiert.

KI Sick-Sinus-Syndrom, AV-Block II.° und III.°, Bradykardie, Phäochromozytom, Depressionen, Schwangerschaft, Stillzeit, relativ: schwere Herzinsuff. (NYHA IV), zerebrovaskuläre Insuff.

DOS
- (1) Initial: 1–2 Amp. Catapresan® à 150 µg langsam i.v. (ggf. s.c.)
- (1) Perfusor: 3 Amp. Catapresan®, à 150 µg auf 50 ml NaCl 0,9 % mit 1–5 ml/h = 9–45 µg/h
- (2) Alkoholentzugsdelir: 1–5 ml/h Paracefan® = 9–45 µg/h.

NW Initialer RR-Anstieg (periphere α-Aktivierung), Bradykardie. Verstärkung bestehender AV-Überleitungsstörungen, Müdigkeit, Mundtrockenheit, Sedierung, Obstipation.

WW Wirkungsverstärkung bei gleichzeitiger Gabe von Diuretika, Vasodilatantien, Neuroleptika, Alkohol und Hypnotika. Wirkungsabschwächung bei gleichzeitiger Gabe von trizyklischen Antidepressiva, Neuroleptika. Keine Kombination mit β-Blokkern.

- Bei strenger Indikation auch in der Schwangerschaft erlaubt
- Nur Paracefan® besitzt die Zulassung zur Behandlung des Alkoholentzugsdelir!
- Antidot: 10 mg Tolazolin (z.B. Priscol®) antagonisieren 0,6 mg Clonidin. In schweren Fällen Katecholamine.

Desmopressin (DDAVP)

IND Blutung bei leichter bis mittelschwerer Hämophilie A (> 5 % Faktor-VIII-Restaktivität), bei von Willebrand-Jürgens-Syndrom (außer Typ IIB und III), Medikamentös induzierte Thrombozythendysfunktion, z.B. nach ASS, Blutung unbekannter Ursache bei Urämie oder Leberzirrhose.

WM Analogon des Vasopressin. Wirkt als blutungsstillendes Medikament über eine Steigerung der Faktor-VIII-Aktivität durch Freisetzung des Faktor VIII aus den Leberendothelien und des von-Willebrand-Faktors aus den peripheren Endothelzellen. Antidiuretikum bei zentralem Diabetes insipidus, bei Polyurie und Polydipsie nach Trauma oder OP im Hypophysenbereich oder Schädelbasis

KI Habituelle Polydipsie, krankhaft vermehrte Flüssigkeitsaufnahme, z.B. psychogene Polydipsie oder Polydipsie bei Alkoholikern.

DOS
- 0,3–0,4 µg/kg KG (0,5–1 Amp. pro 10 kg KG) in 50 ml NaCl 0,9 % im Perfusor über 30 Min. direkt präoperativ oder bei Blutung
- Wiederholung frühestens nach 12 h sinnvoll, da die Wirkung durch Erschöpfung der Faktor-VIII-Depots in den Endothelien rasch abnimmt. in den folgenden 2–5 d je 1 x tägl.
- 2 Sprühstöße Spray intranasal 30 Min. vor dem Eingriff oder bei Blutung

NW Wasserretention: Gewichtszunahme, Hyponatriämie, in schweren Fällen Krämpfe; Kopfschmerzen (selten), Übelkeit, abdominale Krämpfe, Flush-Phänomen; Überempfindlichkeitsreaktionen: Juckreiz, Exanthem, Fieber, Bronchospasmus, Anaphylaxie.

WW Erhöhung des antidiuretischen Effektes und Abschwächung der Uterusdurchblutung (Oxytocin). Clofibrat, Indometacin, Carbamazepin (Verstärkung der antidiuretischen Wirkung). Glibenclamid (Minderung der antidiuretischen Wirkung). Chlorpromazin, trizyklische Antidepressiva (zusätzlicher antidiuretischer Effekt).

Dexamethason

Auxiloson®
Dosier Aerosol

IND Rauchgasvergiftungen durch Brände und Schwelbrände. Giftige Gase und Dämpfe, z.B. Zinknebel, Chlorgas, Ammoniak, nitrose Gase, Phosgen, Schwermetalldämpfe.

WM Cortison mit entzündungshemmender, antiödematöser und alveolarmembranstabilisierender Wirkung → Abdichtung der Kapillarmembranen → Verhinderung des interstitiellen Lungenödems durch toxische Gase.

KI Im Notfall keine.

DOS Initial: 5 Hübe jeweils in der Inspirationsphase, tief endobronchial sprühen, alle 10 Min. 5 weitere Hübe.

NW Im Notfall keine.

WW Keine bekannt.

Bei jedem Verdacht auf Rauch- oder Reizgasinhalation sollte Auxiloson® eingesetzt werden (Wirkung jedoch umstritten!).

Dexamethason

IND Hirnödem, ausgelöst z.B. durch Glioblastom und Astrozytom (Grad III und IV), intrazerebrale Metastasen. Anaphylaktische Reaktion, Status asthmaticus, Krupp-Syndrom, schwere Infektionskrankheiten.

WM Fluoriertes Glukokortikoid mit breitem Wirkspektrum. Wirkt stark antiphlogistisch, antiallergisch, antiproliferativ, antitoxisch. Metabolische Wirkung: Kohlenhydratstoffwechsel ↑, Eiweißstoffwechsel ↓. Dexamethason besitzt eine 7,5 mal stärkere glukokortikoide Wirkung wie Prednisolon. PK: orale Bioverfügbarkeit 80–90 %, Eliminations-HWZ 3–4,5 h, HWZ 36–54 h, Elimination: hauptsächlich renal, Rest hepatisch nach Konjugation mit Glucuronsäure.

KI Im Notfall keine.

DOS
- Initial: 40–100 mg Fortecortin® i.v.
- Bei anaphylaktischem Schock: nach initialer Adrenalin-Gabe 100 mg i.v., evtl. wiederholen
- Bei Status asthmaticus: 8–20 mg i.v. initial, Wiederholung mit 8 mg alle 4 h.
- Bei Pseudo-Krupp-Anfall: 4–8 mg i.v. oder i.m.

NW Venenreizung (rasche Injektion). NNR-Atrophie: Addison-Krise. Wasserretention, Hypertonie, Hypokaliämie, metabolische Azidose (Mineralkortikoidwirkung), Myopathie, Atrophie der Hüft- und Oberschenkelmuskulatur (CK erhöht). Diabetogene Wirkung: Hyperglykämie, Glukosurie, Steroiddiabetes. Endokrines Psychosy.: Euphorie, Depression, Verwirrung, Halluzination. Katabole Wirkung: neg. Stickstoffbilanz, Wachstumshemmung, Osteoporose, Muskelschwäche und abnorme Muskelermüdbarkeit. Fettstoffwechselstörungen: Stammfettsucht, Stiernacken, Vollmondgesicht, Fettsäurespiegel ↑. BB-Veränderung: Thrombozyten ↑, Erythrozyten ↑, Neutrophile ↑, Eosinophile ↓, Basophile ↓, Lymphozyten ↓. Immunschwäche: erhöhte Infektgefährdung. Magenschleimhautgefährdung umstritten. Kapillarbrüchigkeit: Petechien, Purpura, Ekchymosen. Auge: nach 1 Wo. Hornhautulkus, nach 1 Mon. akuter Glaukomanfall, nach 1 Jahr Katarkt. Haut: Atrophie (auch bei Lokalther.), Akne, Striae rubrae.

WW Wirkungsverstärkung von Digitalis (Hypokaliämie). Wirkungsabschwächung von Antidiabetika, Cumarinderivate. Verminderung der Steroidwirkung bei zusätzlicher Gabe von Rifampicin, Phenytoin, Barbiturate.

- Keine gesicherte Wirkung auf hypoxische Ödeme bei Zustand nach Reanimation
- Gabe beim SHT zur Hirnödemprophylaxe umstritten
- Keine Gabe beim Wirbelsäulentrauma: nur die Wirksamkeit von Methylprednisolon (Urbason® forte) ist durch Studien (NASCIS-III, 1997) gesichert.

Dextran 40, Mol.-Gewicht 40000

IND Unterschiedliche Indikation je nach mittlerem Molekulargewicht:

- 40000: Therapie und Prophylaxe von Mikrozirkulationsstörungen, Thromboseprohylaxe, kolloidaler Volumenersatz, periphere und zentrale Durchblutungsstörungen, apoplektischer Insult (erst nach Blutungsausschluß)
- 60000–75000: Therapie und Prophylaxe des hypovolämischen Schocks, präoperative Hämodilution.

WM Hochmolekulares Polysaccharid, hergestellt durch Einwirkung von Leuconostoc mesenteroides auf Saccharose. Kolloidale Substanz mit Wasserbindunkskapazität zur Erhöhung des intravasalen Volumens. Initialer Volumeneffekt ca. 120 %. PK: HWZ abhängig vom MG, bei 40000–60000 ca. 6–9 h, Wirkdauer ca. 6 h. Elimination: renal bei MG < 60000, zu geringeren Anteilen enzymatisch (Dextranase) und via GIT.

KI Hyperhydratationszustände, Hypervolämie, schwere Herzinsuffizienz, Lungenödem, intrakranielle Blutungen, Afibrinogenämie bek. Allergie auf Dextrane.

DOS Max. 15 ml/kg KG tägl. i.v.

NW Anaphylaktische Reaktionen (0,07–1 %), Gefahr der akuten Volumenüberladung, Nierentoxisch, besonders nach Gabe größerer Mengen niedermolekulareren Dextrans.

- Zur Vermeidung anaphylaktischer NW unmittelbar vor Beginn einer Dextraninfusion monovalentes Hapten-Dextran in einer Dosierung von 3 g Promit® langsam i.v. (beträgt der Zeitraum zwischen Erstinfusion und erneuter Zufuhr > 48 h, erneut 3 g Promit® i.v.)
- Gleichzeitige Infusion von Vollelektrolytlösungen, da Dextrane aufgrund ihres hyperonkotischen Druckes eine Dehydrierung des Extrazellulärraums bewirken.

Diazepam

Diazepam Lipuro®
Valium®
Diazepam Desitin® rectal tube

IND Erregungs- und Spannungszustände, Angst, Schlafstörungen, zerebraler Krampfanfall, Fieberkrampf, Zustände mit erhöhtem Muskeltonus, Analgosedierung bei beatmeten Pat., Kombinationspartner für Ketamin, Prämedikation.

WM Verstärkung der hemmenden Wirkung GABA-erger Neurone. Wirkung dosisabhängig sedierend, anxiolytisch, muskelrelaxierend und antikonvulsiv. PK: orale Bioverfügbarkeit 95 %, Wirkeintritt 1–2 Min., Wirkdauer dosisabhängig bis zu mehreren Stunden, HWZ 30–40 h (Zunahme im Alter und bei Leberinsuff.), PPB 98 %, Elimination: hepatischer Metabolismus zu aktiven Metaboliten (HWZ 8–60 h).

KI Überempfindlichkeit gegenüber Benzodiazepinen, akute Intoxikation mit zentraldämpfenden Substanzen wie Alkohol, Schlafmitteln, Schmerzmitteln, Neuroleptika (**Cave:** Atemdepression). Einnahme während Schwangerschaft oder Stillzeit nur bei zwingender Indikation. Schwere Leber-, Nierenfunktionsstörungen, chron. Bronchitis, Asthma bronchiale.

DOS
- Initial: 0,15–0,3 mg/kg KG i.v.
- Rektale Applikation:
  - 5 mg, wenn Patientengew. < 15 kg
  - 10 mg, wenn Patientengew. > 15 kg.

NW Allerg. Reaktionen, Hemmung veg. Zentren im Hirnstamm (Atemdepression, Kardiodepression), Schläfrigkeit, Schwindelgefühl, hohes Suchtpotential (auch im therapeutischen Rahmen!), Übelkeit, Erbrechen, Schwindelgefühl, Venenreizung bei i.v.-Gabe.

WW ZNS-Dämpfung verstärkt durch: Alkohol, Barbituraten, Neuroleptika, Antidepressiva, Antihistaminika. Wirkungsverstärkung von Muskelrelaxantien, Opioidanalgetika, Phenytoin (Phenhydan®).

- Bei Krampfanfällen Clonazepam (Rivotril®) bevorzugen!
- Venenreizung wird durch Gabe von Diazepam in Sojaöl-Lösung verringert (Diazepam Lipuro®)
- **Cave:** paradoxe Reaktion (Verstärkung des Ausgangszustandes) bei älteren Pat.
- **Cave:** Bei älteren Pat. vorsichtig dosieren
- Antidot: Anexate® (Flumazenil).

Digitalis-Antitoxin

Digitalis-Antidot Roche®

IND Akut vitalgefährdete Digitalisintox., v.a. bei schweren Herzrhythmusstörungen mit polytopen VES und Kammerflimmern.

WM Fab (**F**ragments **a**ntigen **b**inding)-Fragmente von Anti-Digoxin-Antikörpern, die im Blut zirkulierendes Digoxin binden und inaktivieren. Auch bei Digitoxin-Intox. wirksam. PK: Wirkungseintritt 15–30 Min., Wirkungsdauer 8–12 h, Elimination: sehr langsam renal.

KI Allergie gegen Schafglobulin (Vor i.v.-Gabe immer Allergietest!)

DOS
- Bei unbekannter Digitalismenge: 6 Injektionsflaschen = 480 mg in je 20 ml NaCl 0,9 % auflösen und gemeinsam als Kurzinfusion z.B. initial 250 ml/h i.v. Bei Sistieren der Rhythmusstörungen Infusionsrate reduzieren.
- Bei bekannter Einnahmemenge: 80 mg Antidigoxin-Fab binden 1 mg Digoxin oder Digoxinderivate bzw. Digitoxin.

NW Allergische Reaktionen bis zum anaphylaktischen Schock.

- **Cave:** Freie Glykosidkonzentration fällt zunächst auf nicht meßbare Werte ab und steigt 8–12 h nach Gabe des Antidots wieder an!
- Intrakutaner Allergietest: 0,1 ml injektionsfertiges Digitalis-Antidot BM® mit NaCl 0,9 % auf 0,4 ml aufziehen, davon 0,1 ml i.c. in den Unterarm injizieren. Bei Allergie nach ca. 15 Min. Quaddel mit Erythem
- Konjunktivaler Allergietest: 1 Tr. der für den Intrakutantest vorbereiteten Lösung in den Bindehautsack geben. Kontrolle auf der Gegenseite mit 1 Tr. NaCl 0,9 %. Bei Allergie nach ca. 15 Min. Juckreiz, Tränenfluß und Lidödem. Aufgrund der Reizung des Auges sollte nur der intrakutane Test durchgeführt werden
- Nach Antidotbehandlung sind die tatsächlichen Glykosidspiegel nicht messbar (Glykosid-Antidot-Komplexe werden mitgemessen).

Digitoxin

IND Supraventrikuläre Tachykardien, v.a. Tachyarrhythmia absoluta bei Vorhofflimmern oder -flattern, chron. Herzinsuff. (NYHA III-IV).

WM Positiv inotrope Wirkung durch Erhöhung des intrazellulären Ca^{2+} in den Herzmuskelzellen (Hemmung der Na^{+}-K^{+}-ATPase), Verlängerung der Refraktärzeit des Vorhofs (neg. chronotrop) und der AV-Überleitung (neg. dromotrop), dadurch Senkung der Kammerfrequenz bei supraventrikulären Tachykardien. Zunahme der Reizbildung (pos. bathmotrop). Für den antiarrhythmischen Effekt sind höhere Dosen nötig als für den positiv inotropen Effekt. PK: orale Bioverfügbarkeit 90 %, HWZ 7,5 d, Abklingquote von 7 %, PPB ca. 95 %, Elimination: 25–30 % unverändert renal, Rest hepatisch zu (pharmakologisch schwächer wirksamen) Metaboliten verstoffwechselt. Wirkungseintritt 30–120 Min. nach i.v.-Applikation, 3–5 h nach p.o.-Gabe. Ther. Plasmakonzentration 13–25 µg/l (17–33 nmol/l).

KI HOCM, Sinusknoten-Syndrom (falls nicht mit Schrittmacher versorgt), AV-Block II.° und III.°, Hypokaliämie, Hyperkaliämie, Hyperkalziämie, WPW-Syndrom mit Vorhofflimmern (Beschleunigung der Leitung im akzessorischen Bündel), schwere Bradykardie, ventrikuläre Tachykardie, thorakales Aortenaneurysma.

DOS
- Initial: 1–2 Amp. à 0,25 mg bzw. 1–5 Amp. à 0,1 mg. anschließend Gabe von 2 Amp. à 0,1 mg alle 6 h bis zum Erreichen des ther. Ziels, ggf. schnelle Aufsättigung innerhalb 24 h. 2–3. d Tag: 1 Amp. à 0,25 mg. Ab 4. d 0,07–0,1 mg i.v. oder oral
- I.v.: Aufsättigungsdosis 0,8–1,6 mg je nach Körpergewicht
- P.o.: Aufsättigung: 4 x 1 Tbl. à 0,07 mg für 4 d, danach Erhaltungsdosis von 0,05–0,1 mg 1 x tägl.

NW AV-Block, Bradykardie, ventrikuläre Rhythmusstörungen (Cave! Hypokaliämie), Vorhoftachykardie mit Block (typische Rhythmusstörung bei Überdosierung); GIT: Übelkeit, Erbrechen, Durchfall; ZNS: Verwirrtheitszustand, Farbsehen, Kopfschmerzen, Neuralgien; selten: Exanthem, Eosinophilie, Thrombozytopenie, Gynäkomastie.

WW Phenobarbital, Phenytoin, Spironolacton und Rifampicin verringern die Wirkung (Enzyminduktion). Cumarinderivate, Sulfonylharnstoffe und Heparin verstärken die Wirkung. Wirkungsverstärkung durch Hypokaliämie infolge einer Diuretika- bzw. Steroidtherapie (v.a. kardiale NW!). Verstärkte Leitungsblockierung bei gleichzeitiger Gabe von Antiarrhythmika mit negativ dromotroper Wirkung.

- Möglichst nicht in der Schwangerschaft einsetzen
- Antidot:

– Kalium hemmt die Bindung von Digitoxin an die Na^+-K^+-ATPase → Serum-Kalium auf hochnormale Werte einstellen
– Cholestyramin p.o. halbiert die Eliminations-HWZ von Digitoxin (4 x 8 g = 4 x 2 Beutel tägl.)
– Durch Gabe von Digitalis-Antidot BM® sofortige Wirkungsantagonisierung.
– 80 mg Digitalis-Antidot BM neutralisieren 1 mg Digitoxin
– Eine Serumkonzentration von 10 µg/l Digitoxin entspricht einer Glykosiddosis von 1 mg nach abgeschlossener Verteilung
– Bei supraventrikulären Rhythmusstörungen: β-Blocker.

Digoxin

IND Supraventrikuläre Tachykardien, v.a. Tachyarrhythmia absoluta bei Vorhofflimmern oder -flattern, chron. Herzinsuff. (NYHA III-IV).

WM Positiv inotrope Wirkung durch Erhöhung des intrazellulären Ca^{2+} in den Herzmuskelzellen (Hemmung der Na^{+}-K^{+}-ATPase), Verlängerung der Refraktärzeit des Vorhofs (neg. chronotrop) und der AV-Überleitung (neg. dromotrop), dadurch Senkung der Kammerfrequenz bei supraventrikulären Tachykardien. Zunahme der Reizbildung (pos. bathmotrop). Für den antiarrhytmischen Effekt sind hohere Dosen nötig als für den positiv inotropen Effekt. PK: orale Bioverfügbarkeit 85 %, HWZ 36 h, Abklingquote von 20 %, PPB 25 %, Elimination: 60–80 % unverändert renal, Rest biliär, z.T. nach hepatischer Metabolisierung. Wirkungseintritt nach i.v.-Applikation 10–30 Min., 2–3 h nach p.o.-Gabe. Ther. Plasmakonzentration 0,7–2,0 µg/l (0,9–2,6 nmol/l).

KI HOCM, Sinusknotensyndrom (falls nicht mit Schrittmacher versorgt), AV-Block II.° und III.°, Hypokaliämie, Hyperkaliämie, Hyperkalzämie, WPW-Syndrom mit Vorhofflimmern (Beschleunigung der Leitung im akzessorischen Bündel), akuter Myokardinfarkt, ventrikuläre Tachykardie.

DOS
- Initial: Bei Tachykardie 0,4 mg, danach Gabe der Sättigungsdosis von 0,8–1,6 mg = 2–4 Amp. in 24 h unter Monitorkontrolle
- I.v.: Aufsättigung mit 2 x 2 Amp. à 0,4 mg am 1. Tag, anschließend Erhaltungsdosis mit 1/2–3/4 Amp. = 0,2–0,3 mg tägl.
- P.o.: 3 x 1 Tbl. à 0,2 mg für 3 Tage, anschließend Erhaltungsdosis von 1 x 1 Tbl. à 0,2 mg tägl.

NW AV-Block, Bradykardie, ventrikuläre Rhythmusstörungen (Achtung bei Hypokaliämie), Vorhoftachykardie mit Block (typische Rhythmusstörung bei Überdosierung); GIT: Übelkeit, Erbrechen, Durchfall; ZNS: Verwirrtheitszustand, Müdigkeit, Farbsehen, Kopfschmerzen, Neuralgien; selten: Exanthem, Eosinophilie, Thrombozytopenie, Gynäkomastie.

WW Erhöhung des Digoxinplasmaspiegels durch Phenytoin, Verapamil, Nifedipin, Flecainid, Propafenon, Chinidin, Amiodaron. Wirkungsverstärkung durch Hypokaliämie infolge einer Diuretika- bzw. Steroidgabe (v.a. kardiale NW!). Verbesserung der Resorption durch Penicillin, Salicylate. Verminderung der Resorption durch Antazida, Cholestyramin, Neomycin, p-Aminosalicylsäure, Sulfasalazin, Metoclopramid. Wirkungsabschwächung durch Schilddrüsenhormone. Verstärkte Leitungsblockierung bei gleichzeitiger Gabe von Antiarrhythmika mit negativ dromotroper Wirkung.

- Kann in der Schwangerschaft eingesetzt werden
- Digoxin i.v. enthält 9,8 Vol.% Ethanol
- Bei Niereninsuffizienz Dosisreduktion und Spiegelkontrolle von Digoxin
- Antidot:
  - Kalium hemmt die Bindung von Digoxin an die Na^+-K^+-ATPase → Serum-Kalium auf hochnormale Werte einstellen
  - 80 mg Digitalis-Antikörper über 6 h infundiert binden 1 mg Digoxin. 1 µg/l Serumspiegel Digoxin entspricht einer Körperdosis von 1 mg Digoxin
  - Bei digitalisinduzierter supraventrikulärer Rhythmusstörung β-Blocker
  - Bei ventrikulären Tachykardien Phenytoin bzw. Lidocain.

Nepresol®

Dihydralazin

IND Hypertensive Krise, Hypertonie, hypertensive Gestosen (Präklampsie, Eklampsie).

WM Vasodilatator mit direktem Angriff an der glatten Gefäßmuskulatur. PK: geringe orale Bioverfügbarkeit (30–50%) wegen ausgeprägtem First-pass-Metabolismus in Darm und Leber, Wirkungseintritt nach i.v.-Applikation 15 Min., Wirkungsdauer 3–4 h, HWZ 1–2 h, PPB 90 %, Elimination: hepatisch metabolisiert.

KI Aortenaneurysma, Herzklappenstenosen, isolierte Rechtsherzinsuff., fortgeschrittene Nieren- und Leberinsuff.

DOS
- I.v.: 1 Amp. (25 mg/2 ml) auf 10 ml NaCl 0,9 % verdünnt, fraktioniert mit jeweils 2 ml unter RR-Kontrolle, Nachinjektion alle 5–10 Min.
- Perfusor: 3 Amp. à 2 ml auf 50 ml NaCl 0,9 % mit 1–5 ml/h (=1,5–7,5 mg/h).

NW Reflextachykardie, AP, Ödeme, Leukopenie, medikamentös induzierter SLE, Orthostase, Kopfschmerzen, Übelkeit, Erbrechen, Durchfall.

WW Antihypertensiva, Hypnotika, Sedativa, Neuroleptika, trizyklische Antidepressiva, MAO-Hemmer (Wirkungsverstärkung). Sympathomimetika (Wirkungsabschwächung).

- **Cave:** Nicht bei frischem Myokardinfarkt einsetzen
- Kombination mit β-Blocker, Diuretika oder Glyceroltrinitrat günstig
- Antidot: Bei übermäßigem RR-Abfall Volumengabe, ggf. Katecholamine.

Diltiazem

Dilzem®

IND KHK, vasospastische Angina, tachykarde Vorhofrhythmusstörungen mit schneller AV-Überleitung (AV-Knoten-Reentry-Tachykardien, Vorhoftachykardie mit Block, Vorhofflimmern, -flattern), ischämische ventrikuläre Arrhythmien, art. Hypertonus, Raynaud-Phänomen.

WM Blockade der langsamen Ca^{2+}-Kanäle, Antiarrhythmikum der Klasse IV. Geringer neg. inotrope Wirkung als Verapamil, ausgeprägtere Vasodilatation. Ther. Wertigkeit: Vorhof +, AV-Knoten +++, akz. Bahn 0, Ventrikel 0. Sinusfrequenz ↔ - ↓, PQ-Zeit ↑, QRS-Dauer ↔. PK: orale Bioverfügbarkeit 40–50 % (First-pass-Metabolismus), mittlere Plasma-HWZ 4,5 h, PPB 85 %, Elimination: hepatisch.

KI Bradykardie, Schwangerschaft (strenge Indikationsstellung), Hypotonie, schwere Herzinsuff., Sinusknotensy. mit ausgeprägter Bradykardie, AV-Block II.° und III.°, WPW-Syndrom mit Vorhofflimmern (**Cave:** Kammerflimmern!). Akuter Myokardinfarkt mit Bradykardie, Hypotonie.

DOS
- I.v.: 0,3 mg/kg KG über 5 Min. als Bolus i.v. Beispiel 2 Amp. à 10 mg bei 70 kg KG
- Perfusor: 100 mg auf 50 ml NaCl 0,9 %, initialer Bolus, dann 0,168–0,84 mg/kg KG/h = 12–60 mg/h = 6–30 ml/h bei 70 kg KG (Tagesdosis 150–250 mg).

NW AV-Block, Bradykardie, Herzinsuff., RR-Abfall, Allergie, Juckreiz, Übelkeit, Erbrechen, Kopfschmerzen, Beinödeme, Leberfunktionsstörung. Selten Erythema multiforme.

WW Antihypertensiva (RR-Abfall), β-Blocker, Antiarrhythmika, Digitalis (AV-Blockierung). Medikamentenspiegel ↑: Digoxin (bis zu 30 %), Ciclosporin, Carbamazepin, Theophyllin.

- Wirkung auf das Reitzleitungssystem schwächer als die von Verapamil (Isoptin®)
- Keine Kombination mit Antiarrhythmika mit starker Leitungsblockierung (**Cave:** AV-Block!)
- Dosisreduktion bei schweren Störungen der Ventrikelfunktion.

Vomex® A

Dimenhydrinat

IND Übelkeit, Erbrechen, zerebraler Schwindel, M. Menière.

WM H_1-Rezeptorantagonist mit selektiver Dämpfung der Chemorezeptoren in der Area postrema der Medulla oblongata → antiemetisch, sedierend, antimuskarinerg. PK: orale Bioverfügbarkeit 40–70 % (First-pass-Metabolismus), HWZ 3–9 h, PPB 98 %, Elimination: Hydrolysierung zu Benzhydrol, nach Konjugation mit Glucuronsäure hauptsächlich renale Ausscheidung.

KI Akute Vergiftungen, Epilepsie, Eklampsie, raumfördernde intrakranielle Prozesse (Erschwerung der Diagnose), Prostataadenom mit Restharnbildung, Engwinkelglaukom, Schwangerschaft (im III. Trimenon vorzeitige Wehen!), Porphyrie, Säuglinge (< 6 kg KG).

DOS Initial: 1–2 mg/kg KG alle 6 h i.v.

NW Müdigkeitserscheinungen, Delir, euphorische Stimmungslage, Bewegungsstörungen, Mundtrockenheit, Sehstörungen, Glaukomauslösung, BB-Veränderungen.

WW Wechselseitige Verstärkung mit zentral wirkenden Arzneimitteln, z.B. Psychopharmaka, Schlafmitteln, Schmerzmitteln. Verstärkung der anticholinergen Wirkung durch trizyklische Antidepressiva, MAO-Hemmer, Parasympatholytika. Verstärkte Blutdrucksenkung bei Gabe von Antihypotonika. Wechselseitige Wirkungsabschwächung bei Glukokortikoiden, Heparin.

- Medikament der 1. Wahl bei allen Arten des Schwindels
- Evtl. Kombination mit Metoclopramid.

4-Dimethylaminophenol

IND Zyanid-, Blausäure, Nitril-, Schwefelwasserstoffintoxikation, Rauchgasintoxikation bei Kunststoff- oder Schwelbränden.

WM 4-Dimethylaminophenol ist ein Met-Hb-Bildner. Da Zyanid eine größere Affinität zu Met-Hb als zur Cytochromoxydase besitzt, wird dadurch die Cytochromoxydase aus der Cyanidbindung freigesetzt.

KI Mischintoxikation mit Kohlenmonoxid, Glukose-6-Phosphat-Dehydrogenase-Mangel, relativ: Säuglinge und Kleinkinder, Sulfitallergie.

DOS

- Bei schwerster Intoxikation max. 3–4 mg/kg KG 4-DMAP® i.v. (bei 70 kg Pat. 1 Amp. à 250 mg i.v.)
- Bei mittelschwerer Intoxikation 1 mg/kg KG 4-DMAP® i.v.
- Kinder: 3,25 mg/kg KG 4-DMAP® langsam i.v.
- Anschließend immer 50–100 mg/kg KG Natriumthiosulfat® i.v. (bei 70 kg Pat. 3,5–7 Amp. à 1 g i.v.). Bei Vergiftungen mit Zyanid, bei leichter Blausäurevergiftung alleine ausreichend.

NW RR-Abfall, Zyanose infolge Met-Hb-Bildung

WW Keine bekannt

- Bei Intoxikation immer Eigenschutz beachten! → Keine Mund-zu-Patient-Beatmung, keine Versorgung in geschlossenen Räumen
- Antidot: 2–4 mg/kg KG Toluidinblau® i.v.

sab simplex®

Dimeticon

IND Intoxikationen mit Schaumbildnern (z.B. Pril, Waschpulver, Tenside).

WM Verringerung der Oberflächenspannung von schaumbildenden Substanzen.

DOS
- Erwachsene: 5 Teelöffel
- Kinder: 1 Teelöffel.

Cave: Bei Intoxikation mit Schaumbildnern Pat. nicht zum Erbrechen bringen und keine Verdünnung durch Wasser → exzessive Schaumbildung → Gefahr der Atemwegsverlegung und Aspiration!

Dimetinden

IND Anaphylaktische Reaktion.

WM Pheninden-Derivat mit histaminrezeptorantagonistischer Wirkung (H_1-Rezeptoren) → Hemmung der Histaminwirkung. PK: orale Verfügbarkeit 70 %, Wirkungseintritt oral ca. 30–60 Min., Wirkungsdauer 4–5 h, HWZ 6,3 h, PPB 90 %, Elimination: hepatisch.

KI Stillzeit, strenge Indikationsstellung in der Schwangerschaft und bei Kindern.

DOS Initial: 1 Amp. à 4 mg bis zu 2 mal täglich (Einzeldosis 0,1 mg/kg KG i.v.).

NW Müdigkeit, Übelkeit, Mundtrockenheit, Beeinträchtigung des Reaktionsvermögens, Magen- und Darmbeschwerden, sehr selten Cholestase.

WW Auslösung eines Glaukomanfalls bei gleichzeitiger Gabe von trizyklischen Antidepressiva. Verstärkung des sedierenden Effekts durch Alkohol.

- Mittel der Wahl bei leichten Unverträglichkeitsreaktionen
- H_1-Rezeptorenblocker, wie z.B. Fenistil® haben bei schweren Histaminausschüttungen (Schweregrad > II) eine unzureichende bis fehlende Wirkung → Adrenalin (Suprarenin®)
- Bei schneller Injektion droht RR-Abfall und delirante Zustände → langsame Injektion.

Disopyramid

IND SVES, Paroxysmale supraventrikuläre Tachykardie, Vorhofflimmern/-flattern, VES, Ventrikuläre Tachykardie, WPW-Syndrom

WM Antiarrhythmikum der Klasse IA, neg. inotrop; zusätzlich anticholinerge Wirkung. Blockade des schnellen Na^+-Kanals der Myokardmembran → Verringerung der max. Depolarisationsgeschwindigkeit. Ther. Wertigkeit: Sinusknoten 0, Vorhof +, AV-Knoten +, akz. Bahn +, Ventrikel +. PK: orale Bioverfügbarkeit 90 %, HWZ (dosisabhängig) 4–10 h, PPB (konzentrationsabhängig) 35–80 %, Elimination: 50 % unverändert renal, Rest hepatisch. Ther. Plasmakonzentration 2–5 mg/l (6–15 µmol/l)

KI Ejektionsfraktion < 30 %, manifeste Herzinsuff., Schock, AV-Block II.° und III.°, Bradykardie, Glaukom, Harnverhalt, Myasthenia gravis, schwere Leber-, Niereninsuff., Schwangerschaft (i.v.-Gabe), Spiegelkontrolle anstreben.

DOS
- I.v.: Initial: 2 mg/kg KG in 5–15 Min., bei 70 kg = 140 mg = 14 ml, max. 150 mg = 3 Amp. à 50 mg. Nachinjektion von 1 mg/kg KG frühestens 20 Min. nach Initialdosis.
- Perfusor: (unmittelbar nach Initialdosis) 4 Amp. = 200 mg auf 50 ml NaCl 0,9 % mit 0,4 mg/kg KG/h (für 24 h). Bei 70 kg 28 mg/h = 7 ml/h. anschließend Erhaltungsdosis mit 0,1 mg/kg KG/h. Bei 70 kg = 1,75 ml/h. Max. 300 mg/h bzw. 800 mg/24 h.
- P.o.: 3–4 x 200 mg Kaps. oder 2 x 250 mg Retardtabl.

NW Schnelle AV-Überleitung bei Vorhofflimmern mit Kammertachykardie, „Torsade des pointes“ -Tachykardie, Herzinsuff., AV-Block, RR-Abfall, Kopfschmerzen, Schwindel, Übelkeit, Erbrechen; anticholinerge NW in 10 %: Mundtrockenheit, Seh-, Miktionsstörung, Cholestase; Agranulozytose (sehr selten), Abortgefahr.

WW Phenothiazine, anticholinerge Medikamente (Verstärkung der anticholinergen NW); Rifampicin und Phenytoin (Wirkungsabschwächung infolge Enzyminduktion); Furosemid (Wirkungsverlust von Disopyramid).

- **Cave:** Kein Einsatz bei QT-Syndrom
- Substanz ähnelt Chinidin und besitzt ebenfalls eine ausgeprägte anticholinerge Wirkung
- Möglichst in Kombination mit Digitalis zur Vermeidung einer beschleunigten initialen AV-Überleitung
- Umstellung auf p.o. Behandlung so schnell wie möglich
- Möglichst nicht mit Substanzen mit starker Leitungsblokkierung wie Gruppe III kombinieren, keine Kombination innerhalb der Klasse IA, sowie keine Kombination mit Klasse IC
- Bei Nieren- und Leberinsuff. → Dosisreduktion
- In der Schwangerschaft Abortgefahr, aber keine absolute KI
- Absetzen bei QRS-Verbreiterung > 25 % des Ausgangswertes
- Verdacht auf intrakardiale Thromben
- Wegen stärker ausgeprägter negativ inotroper Wirkung Mittel der 2. Wahl nach Chinidin
- Vorsicht bei Schenkelblock
- I.v. Gabe nur unter Monitorkontrolle
- Rasche Konversion von Vorhofflimmern/-flattern (10–15 Min.) in Sinusrhythmus bei i.v. Gabe (**Cave!:** nicht bei intrakardialen Thromben)
- Spiegelkontrolle anstreben.

Dobutamin

IND Vorwärts- und Rückwartsversagen bei Herzinsuff., kardiogener Schock, Kreislaufversagen nicht-kardialer Ursachen (z.B. septischer Schock). Bei gleichzeitiger Hypotonie evtl. Kombination mit α-konstriktorischem Sympathomimetikum, z.B. Dopamin (mittlere bis hohe Dosis), Noradrenalin.

WM Stärkere Aktivierung der β_1- als β_2-Rezeptoren, nur gering der α_1-Rezeptoren. Die dominierende Wirkung ist eine Steigerung des HZV durch Steigerung der myokardialen Kontraktilität (positiv inotrop) ohne wesentlichen Effekt auf den RR. In höherer Dosierung wird Noradrenalin freigesetzt → periphere Vasokonstriktion → RR ↑. Die Herzfrequenz steigt nur gering, die Nierendurchblutung wird gering gemindert, der pulmonalarterielle Druck sinkt. Steigerung der Koronardurchblutung, daher trotz positiv inotroper Wirkung beim akuten Myokardinfarkt keine Zunahme der Infarktgröße. Vermindert links- und rechtsventrikuläre Vor- und Nachlast, pulmonalvaskulären Widerstand und Pulmonalarteriendruck. PK: Wirkungseintritt sofort, Wirkungsdauer 1–2 Min., HWZ 2 Min., Elimination: Methylierung und Konjugation an Glucuronsäure.

KI Absolut: Erkr., bei denen Ventrikelfüllung und/oder Entleerung mechanisch behindert ist, z.B. Perikarderguß, obstruktive Kardiomyopathie. Relativ: Myokardischämie, hypovolämische Zustände ohne ausreichende Substitution.

DOS
- Initial: 2,5–10 µg/kg KG/Min.
- Perfusor: 250 mg auf 50 ml Glukose 5 %.

Dobutamin

Dosierungstabelle für Dobutrex® (Dobutamin)						
	50 kgKG		70 kgKG		90 kgKG	
Dos. µg/kg KG/Min.	Perfusor (ml/h)	Inf.-Flasche (Trpf./Min.)	Perfusor (ml/h)	Inf.-Flasche (Trpf./Min.)	Perfusor (ml/h)	Inf.-Flasche (Trpf./Min.)
Niedrig 2,5	1,5	5	2,1	7	2,7	9W0
Mittel 5	3,0	10	4,2	14	5,4	18
Hoch 10	6,0	20	8,4	28	10,8 M	36

Perfusor: 250 mg Dobutrex auf 50 ml Lösungsvolumen
Inf.-Flasche: 250 mg Dobutrex auf 500 ml Lösungsvolumen

NW Tachykardie, Arrhythmie, Überleitungsbeschleunigung bei absoluter Arrhythmie, Angina pectoris, RR ↑, Harndrang.

WW Erhöhter Insulinbedarf, β-Blocker (Verminderung der positiven Inotropie, periphere Vasokonstriktion), Anstieg des Herzminutenvolumens bei Vasodilatatoren-Gabe.

- Wegen der kurzen HWZ wird bei Überdosierungen nur die weitere Dobutamin-Zufuhr gestoppt
- Nicht in alkalischen Lösungen (pH > 8) lösen
- Immer vorliegenden Volumenmangel ausgleichen.

Dopamin

IND Vorwärtsversagen des Herzens mit RR-Abfall; Schockzustände, z.B. bei Herzversagen (kardiogener Schock), hypovolämischer Schock (nach Volumenauffüllung), septischer Schock. Steigerung der Durchblutung von Niere (z.B. drohendes Nierenversagen), Leber, Splanchnikusgebiet. Schwere Hypotension.

WM Erregung von dopaminergen α- und β_1-Rezeptoren. Die Wirkungen sind dosisabhängig:

- 2–4 µg/kg KG/Min.: Aktivierung dopaminerger Rezeptoren → Nieren-, Splanchnikus- und Koronardurchblutung ↑ („Nierendosis")
- 4–10 µg/kg KG/Min.: Aktivierung der β_1-Rezeptoren → Herzkraft ↑, Herzfrequenz ↑, HZV ↑
- > 10 µg/kg KG/Min.: α_1-Aktivierung und Freisetzung von Noradrenalin → periphere Vasokonstriktion (auch der Niere) → peripherer Widerstand ↑, Nierendurchblutung ↓.

Die Wirkungen sind individuell sehr unterschiedlich, im Einzelfall kann auch eine Dosis von 3 µg/kg KG/Min. noch deutlich RR-steigernde Wirkung haben. Im Gegensatz zu Dobutamin stets Steigerung der Herzfrequenz. PK: Wirkungseintritt sofort, Wirkdauer 1–2 Min., HWZ 2–8 Min., Elimination: partieller Abbau zu Noradrenalin (bei Niedrigdosierung bis zu 25 %), ansonsten Oxidation, Methylierung und Konjugation an Glucuronsäure.

KI Tachyarrhythmie, Kammerflimmern, Engwinkelglaukom, Prostataadenom, Schilddrüsenüberfunktion, Phäochromozytom, obstruktive Kardiomyopathie, relative: Volumenmangel.

DOS
- Steigerung der Nierendurchblutung: 1–3 µg/kg KG/Min.
- Kardiogener Schock: 5–10 µg/kg KG/Min.
- Septischer Schock: 10–20 µg/kg KG/Min.

NW Übelkeit, Erbrechen, pectanginöse Beschwerden, Tachykardie, Arrhythmie, Zeichen der Überdosierung: Herzfrequenzsteigerung um mehr als 25/Min. (DD Volumenmangel).

Dopamin

Dopamin Giulini®

Dosierungstabelle für Dopamin						
	50 kg KG		70 kg KG		90 kg KG	
Dos. µg/kg KG/Min.	Perfusor (ml/h)	Inf.-Flasche (Trpf./Min.)	Perfusor (ml/h)	Inf.-Flasche (Trpf./Min.)	Perfusor (ml/h)	Inf.-Flasche (Trpf./Min.)
Niedrig 3	1,8	6	2,5	8	3,2	11
Mittel 9	5,4	18	7,5	25	9,7	32
Hoch 16	9,6	32	13,4	45	17,3	58
niedrig = Nierendosis; mittel = HZV↑ und RR↑; hoch = RR↑						
Perfusor: 250 mg Dopamin auf 50 ml Lösungsvolumen Inf.-Flasche: 250 mg Dopamin auf 500 ml Lösungsvolumen						

WW Dosisreduktion bei gleichzeitiger Gabe von MAO-Hemmern auf 1/10 der Normaldosis. Verstärkung von Rhythmusstörungen durch trizyklische Antidepressiva, Anästhetika. Bradykardie und RR-Abfall bei gleichzeitiger Gabe von Phenytoin (Phenhydan®).

- **Cave:** Dopamin immer über Perfusor applizieren (Infusionsbeimischung ebenfalls möglich).
- Wirkungsverlust bei Gabe mit Natriumbicarbonat oder Haloperidol
- Vor Dopamingabe: Ausgleich eines Volumenmangels
- Kombination mit Dobutrex® günstig
- In hoher Dosierung Erhöhung des pulmonalen und peripheren Widerstandes → Kombination mit Nitropräparaten oder Nifedipin anstreben
- Bei versehentlicher paravenöser Applikation 5–10 mg Phentolamin 1 : 10 verdünnt s.c. um die Injektionsstelle injizieren.
- Überdosierung: Aufgrund der kurzen HWZ reicht in der Regel das Absetzen der Medikation, evtl. Glyceroltrinitrat (z.B. Nitrolingual®). In schwersten Fällen α- und β-Blocker mit kurzer HWZ.

Dopexamin

IND Akuttherapie (nicht länger als 48 h) der schweren, anders nicht therapierbaren Herzinsuffizienz

WM Indirektes Sympathomimetikum, peripherer, kardialer und renaler Vasodilatator mit positiv inotroper Wirkung, Hemmung des neuronalen Noradrenalin-Reuptake. β_2-Agonist, DA_2-Agonist (periphere Dopaminrezeptoren), DA_1-Agonist (postsynaptische Dopaminrezeptoren). Dopaminerge Wirkung etwa 1/6 der von Dopamin. Vorteile gegenüber Dopamin: geringer arrhythmogen und geringer α-sympathomimetisch. HZV ↑, Diurese ↑, Natriurese ↑. Wirkungsbeginn nach 2–3 Min., Wirkungsmaximum und steady state 15–30 Min., HWZ 5–6 Min., geringe Plasmaeiweißbindung. Elimination: 50 % Niere, 50 % Leber. Die methylierten und sulfatierten Metabolite sind nicht pharmakologisch wirksam.

KI Volumenmangel, Ausflußtraktbehinderung (z.B. Aortenstenose), HOCM, Lungenembolie, Thrombozytopenie (< 100/nl) , instabile Angina pectoris, septischer Schock, Phächromozytom, MAO-Hemmer-Therapie, Kinder, Schwangerschaft, Stillzeit

DOS
- Perfusor: 0,5 µg/kg KG/Min., Titration in 10–15 Min. auf 1 µg/kg KG/Min., max. 4 µg/kg KG/Min., 24 h Maximaldosis: 7 g/kg.
- Infusionspumpe: 400 µg/ml Infusionslösung (4 Amp. in 500 ml NaCl 0,9 % oder Glukose 5 %).

Dopexaminperfusor				
Körpergewicht	**Dosierung**			
	0,5 µg/kg KG/Min.	1 µg/kg KG/Min.	2 µg/kg KG/Min.	4 µg/kg KG/Min.
40 kg	3 ml/h	6 ml/h	12 ml/h	24 ml/h
60 kg	4,5 ml/h	9 ml/h	18 ml/h	36 ml/h
80 kg	6 ml/h	12 ml/h	24 ml/h	48 ml/h
100 kg	7,5 ml/h	15 ml/h	30 ml/h	60 ml/h

...Dopexamin

NW Bei hohen Dosen RR ↓ und HF ↑, Serum-K^+ ↓, BZ ↑, Thrombozytenzahl ↓, pO_2 ↓, Mitralklappenstenose: **Cave**: PCWP ↑; Gelegentlich: Übelkeit, Erbrechen, Tremor, Selten: ventrikuläre Tachykardien, VES, Vorhofflattern, Myokardischämie, Phlebitiden am Infusionszugang.

WW Noradrenalin und Dopamin (Wirkungsverstärkung), β-Rezeptorantagonisten und Dopaminantagonisten (Dopexaminwirkung ↓), Diuretika und Herzglykoside (K^+ ↓↓), Chemisch inkompatibel: Natriumhydrogencarbonat 5 %, Ampicillin, Amoxycillin, Flucloxacillin, Gentamicin, Heparin, Hydrocortisonphosphat, Ticarcillin.

! Keine Amp. mit rosa verfärbtem Inhalt benutzen

- Kontinuierliche Überwachung von EKG, HF, RR (besser intraart. RR-Überwachung) obligat, Swan-Ganz-Katheter sinnvoll
- Bei Therapiebeginn: engmaschig pO_2, PCWP, K^+ kontrollieren
- Bei Herzinsuffizienz nach Infarkt nur bei Versagen jeder anderen Therapie indiziert
- pO_2 ↓↓ und/oder PCWP ↑↑ → Dopexamin beenden
- Arrhythmie und/oder Angina pectoris innerhalb von 10 Min. nach Dopexaminbeginn Dosisreduktion oder Dopexamin beenden
- Dopexamin nur schrittweise absetzen
- Überdosierungssymptome: Tremor, Übelkeit, Erbrechen, Tachykardie > 120/Min.

Dehydrobenzperidol®

Droperidol

IND Akute Erregungszustände, Neuroleptanalgesie in Kombination mit Opioidanalgetika, Antiemetikum, Prämedikation.

WM Butyrophenon-Derivat, mit Dopamin-blockierenden und α_1-sympatholytischen Effekt → antiemetisch, sedierend, Zustand psychischer Indifferenz, Reduktion motorischer Unruhe. PK: Wirkungseintritt 5–7 Min., Wirkdauer 2–4 h, psychische Dämpfung 12–24 h HWZ 2–3 h, PPB 85–90 %, Elimination: 75 % der Metaboliten werden renal ausgeschieden, Rest fäkal.

KI Akute Intoxikation mit zentraldämpfenden Pharmaka, Alkohol. Akute hypotone (Schock-) Zustände. Stammhirnerkrankungen, z.B. Morbus Parkinson. Strene Indikationsstellung in Schwangerschaft und Stillzeit.

DOS
- Antiemetikum: 1,25 mg i.v.
- Prämedikation: 2,5–5 mg i.m. oder langsam i.v.
- Akute Erregungszustände: Erw.: 5–15 mg i.v., Kdr.: 0,5–1 mg pro Tag i.m.

NW RR-Abfall, Sedierung, reflektorische Tachykardie, paradoxe Reaktionen (wie Halluzinationen, Ruhelosigkeit, Angst), anaphylaktoide Reaktionen, Hautrötung, Senkung der Krampfschwelle.

WW Wirkungsverstärkung von Antihypertonika → starker RR-Abfall. Gegenseitige Wirkungsverstärkung mit zentraldämpfender Pharmaka, Neuroleptika und Alkohol. Wirkungsabschwächung von Levodopa.

Bei Kreislaufdepression: Volumengabe, evtl. Dopamin.

Enalapril

IND Hypertonie, v.a. bei Begleiterkrankungen wie Diabetes mellitus, Niereninsuff. (nach Ausschluß einer Nierenarterienstenose), Herzinsuff. (NYHA II-IV).

WM ACE-Hemmer. Blockieren die Bildung von Angiotensin II durch Hemmung des zur Synthese erforderlichen Angiotensinkonversionsenzyms (ACE). PK: Enalapril ist ein „pro-drug", das nach hydrolytischer Abspaltung einer Estergruppe in das aktive Enalaprilat überführt wird. Orale Bioverfügbarkeit als Enalaprilat 40 % Verteilungsvolumen (Enalaprilat) 0,3 l/kg. PPB 50 %, terminale HWZ (Enalaprilat) 35 h. Elimination: 40 % als Enalalprilat im Urin.

KI Kinder, Schwangerschaft, Stillzeit, Auftreten eines durch ACE-Hemmer bedingten Angioödems, hereditäres Angioödem, Herzinsuffizienz durch mechanische Funktionsbehinderung (z.B. Klappenveränderungen, Lungenembolie, konstriktive Perikardveränderungen), Primärer Hyperaldosteronismus, Nierenarterienstenose bds. oder bei Einzelniere, Anwendungsbeschränkungen: Autoimmunkrankheiten, Kollagenosen, Niereninsuffizienz (Dosisreduktion oder Verlängerung des Dosierungsintervalls erforderlich. **Cave:** vor Therapie Hyponatriämie und Exikkose ausgleichen.

DOS
- P.o.: Zur antihypertensiven Therapie initial 1 x 5 mg tägl., Erhaltungsdosis 1 x 10–20 mg tägl.
- P.o.: Bei Herzinsuff. initial 1 x 2,5 mg tägl., Erhaltungsdosis 1 x 10–20 mg tägl.
- i.v.: initial 0,625–1,25 mg i.v. (=1/2–1 Amp. Xanef® 1,25), nach 1 h wiederholbar. Höchste Einzeldosis 2,5–5 mg i.v.

NW Bronchiale Hyperreagibilität mit Hustenreiz, Schnupfen, Atemnot, Allergie, Exantheme, Photosensibilisierung, selten angioneurotisches Ödem, Geschmackstörungen, Übelkeit, Erbrechen, Obstipation, Diarrhoe, Ileus, reversibel verschlechterte Nierenfunktion, Hyperkaliämie, Hyponatriämie, Orthostatische Dysregulation, Blutbildveränderungen, sehr selten Leukopenie, Schwindel, Kopfschmerz, Schwäche, Müdigkeit, das Reaktionsvermögen ist oft vermindert, Hypotonie, Synkope, Herzklopfen, Arrhythmie, Angina pectoris, sehr selten Leberfunktionsstörungen, Hepatitis, Cholestase, Haarausfall, Impotenz, Hitzewallung, Glossitis, Muskelkrämpfe, Nervosität, Schlaflosigkeit, Benommenheit, Verwirrtheit, Depression, Gleichgewichtsstörungen, Kribbeln, Ohrensausen, Schwitzen, Myalgien, Gelenkschmerzen.

WW Antihypertensive Wirkungsverstärkung bei Diuretikagabe, evtl. verringerte Lithiumausscheidung, Immunsuppressiva, Allopurinol, Glukokortikoide, Zytostatika verstärken BB-Veränderungen, Antirheumatika, nichtsteroidale Antiphlogistika vermindern RR-Senkung, Narkosemittel verstärken antihypertensive Wirkung, Alkoholwirkung wird verstärkt.

- Dosisreduktion bei Niereninsuff.
- Unter Therapie regelmäßige Kontrolle von BB, Kreatinin und Harnstatus
- Keine Reflextachykardien, keine Kombination mit K^+ -sparenden Diuretika
- Antidot: Volumengabe, Angiotensin.

Enoximon

Perfan®

IND Kurzzeittherapie bei Herzinsuffizienz, (NYHA IV), postop. nach kardiochirurgischer OP, zur Überbrückung bis zur Herztransplantation.

WM Hemmung der Phosphodiesterase, die als Enzym bei cAMP-Abbau notwendig ist → intrazelluläres cAMP ↑ → pos. inotrope Wirkung. PK: Bioverfügbarkeit 55 % (first-pass-Metabolismus), Elimination: hepatische Metabolisierung, danach renale Elimination, HWZ 6 h

KI Schwere obstruktive Kardiomyopathie, Klappenstenosen, Hypovolämie, supraventrikuläre Tacharrhythmie, Herzwandaneurysma, schwere Leber- und Niereninsuff.

DOS
- I.v.: 0,5 mg/kg KG i.v. über 3–5 Min., bei 70 kg 35 mg, anschließend Perfusor 100 mg auf 50 ml NaCl 0,9 %, 0,3–1,2 mg/kg KG/h bei 70 kg 21–84 mg/h
- Perfusor: 10,5–42 ml/h; alternativ alle 3–6 h 0,5 mg/kg KG i.v.

NW Herz (10 %); VES (9 %), ventrikuläre Tachykardie, RR-Abfall (3 %), Hypotonie; ZNS: Unruhe, Kopfschmerzen; GIT (5 %): Erbrechen, Durchfälle, abdominelle Schmerzen, Thrombophlebitis; selten: Thrombozytopenie, Transaminasenanstieg, Fieber, Oligurie.

WW Keine bekannt.

- Nur bei sonst nicht behandelbarer akuter Herzinsuffizienz indiziert!
- **Cave:** Bei schwerer Leber- und Niereninsuff. und vorbestehender Thrombozytopenie. Überwachung von Ausscheidung, Kreatinin, Transaminasen, BB.
- EKG-Monitorüberwachung obligat
- Z.Zt. keine Empfehlung für den Einsatz beim akutem Myokardinfarkt!
- Enoximon enthält 9,8 Vol.% Ethanol
- Streng intravenöse Applikation, nicht kompatibel mit Glukose-Lösung.

Esmolol

IND Supraventrikuläre Tachykardie.

WM β-Blocker, Antiarrhythmikum der Klasse II. Selektive Blockierung der β_1-Rezeptoren, keine intrinsische sympathomimetische Aktivität, keine membranstabilisierende Wirkung. Ther. Wertigkeit: Vorhof +, AV-Knoten ++, akz. Bahn 0, Ventrikel (+). Sinusfrequenz ↓, PQ-Zeit ↑, QRS-Dauer ↔. PK: nur parenterale Gabe, HWZ 8 Min., PPB 55 %, Elimination: Metabolisierung durch Hydroxylierung in den Erythrozyten, renale Ausscheidung der inaktiven Metaboliten.

KI Herzinsuff., AV-Block II.° und III.°, SA-Block, Sinusknotensy., Bradykardie, schwere Nieren- und Leberinsuff., obstruktive Atemwegserkrankungen, periphere Durchblutungsstörungen, Phäochromozytom.

DOS I.v.: initial 0,5 mg/kg KG in 1 Min., danach 50 µg/kg KG/Min für 4 Min. Bei Erfolglosigkeit erneut Initialdosis und 100 µg/kg KG/Min., Steigerung alle 4 Min. um 50 µg/kg KG/Min. und jeweils erneut Initialdosis. Maximale Erhaltungsdosis 200 µg/kg KG/Min.

NW Psychische Störungen, z.B. Depression, Somnolenz, motorische Störungen. Raynaud-Symptome an Armen und Beinen, Bradykardie evtl. mit Schwindel. Metabolische NW: Bei insulinbehandelten Diabetikern besteht die Gefahr ausgeprägter Hypoglykämien. Außerdem ausgeprägte Hypotonie, bei Dosierungen > 200 µg/kg KG/Min. Tachykardie (selten).

WW Antihypertensiva (RR-Abfall), Succinylcholin (Verlängerung der Muskelrelaxation).

- **Cave:** bei intraarterieller Gabe Thrombosierung, bei paravenöser Gabe Nekrosen möglich
- Max. Anwendungsdauer 48 h.

Etacrynsäure

IND Ödeme, Aszites, Stauungsödem, Lymphödem, idiopathisches Ödem.

WM Schleifendiuretikum; Phenoxyessigsäurederivat; Hemmung des $Na^+/K^+/Cl^-$-Transportes im aufsteigenden dicken Teil der Henle-Schleife; Erhöhung der Ausscheidung von Na^+, NH_4^+, Ca^{2+}, Cl^-, K^+, H^+, Mg^{2+}; Steigerung der GFR bis zu 30 %, auch bei höhergradiger Niereninsuff.; Steigerung der Nierendurchblutung bis zu 30 % (über Prostaglandine).

KI Kinder < 2 J., Stillzeit, strenge Indikationsstellung in der Schwangerschaft.

DOS 0,5–1 mg/kg KG (Max. Einmalgabe 100 mg i.v.)

NW Psychische Störungen, Fieber, Hörverlust.

WW Antikoagulanzienwirkung verändert, Corticosteroide, Kaliumpräparate (ulzerierende Wirkung verstärkt). Gichtmittel (Wirkungsabschwächung).

Etacrynsäure hat die stärksten ototoxischen NW und ist eigentlich nur bei allerg. NW der übrigen Schleifendiuretika indiziert.

Alkohol-
Konzentrat
95 % Braun®

Ethanol

IND Intoxikation mit Glykol, z.B. Frostschutzmittel; Methylalkohol.

WM Hemmung des Abbaus von Methylalkohol zu Formaldehyd und Ameisensäure.

KI Im Notfall keine.

DOS 0,1–0,2 ml/kg KG/h Alkohol-Konzentrat 95 % als Infusion (5–10%ige Lösung).

NW Im Notfall keine.

Cave: „trockene Alkoholiker" können in eine erneute Abhängigkeit gebracht werden.

E

Etomidat

Hypnomidate®

IND Narkoseeinleitung bei Notfallpat., kardiovaskulären Problempat., Schockzustände, Kurznarkose.

WM Hypnotikum mit stark narkotischer, aber fehlender analgetischer und muskelrelaxierender Wirkung. Geringe Beeinträchtigung von Atmung und Kreislauf. Abnahme der Hirndurchblutung und des Hirndruck um 35–50 %. PK: Wirkungseintritt 15–20 Sek., Wirkungsdauer 3–5 Min., HWZ 3–5 h, Elimination: hauptsächlich hepatisch.

KI Schwangerschaft, Neugeborene, Sgl. bis zu 6 Mon., Allergie gegen Etomidat, **Cave:** Nebenniereninsuff. → Abnahme des Plasmacortisols → prophylaktische Cortisolsubstitution.

DOS Einleitungsdosis: 0,15–0,3 mg/kg KG über 30–60 Sek. i.v.

NW Schmerzen bei der i.v.-Injektion, Myoklonien und Dyskinesien. Prophylaxe durch vorherige Gabe von Fentanyl oder Benzodiazepinen. Dosisabhängige Atemdepression, Senkung des intrakraniellen Druck, Singultus, Husten, Nausea, Erbrechen.

WW Verstärkte RR-Senkung durch Antihypertensiva möglich, Verstärkung der hypnotischen Wirkung durch Neuroleptika, Opioide, Sedativa, Alkohol.

- Etomidat ist nicht zur Aufrechterhaltung einer Narkose geeignet
- Etomidat ist das Injektionsnarkotikum mit dem geringsten Einfluß auf das Herz-Kreislaufsytem
- Myoklonien und Injektionsschmerzen werden durch Vorweggabe von 0,05–0,1 mg Fentanyl® i.v. reduziert
- Apnoe oder Laryngospasmus kommen vergleichsweise selten vor
- **Cave:** Etomidat kann einen Kieferkrampf auslösen → Intubation nicht möglich (→ Gabe von Relaxantien, Benzodiazepinen, Opioiden).

(1) Berotec® 100/200 Dosier-Aerosol,
(2) Partusisten®

Fenoterol

IND
- (1) Akuter Asthmaanfall, Bronchospasmus
- (2) Hemmung vorzeitiger Wehentätigkeit von der 20. bis zum Beginn der 37. SSW.

WM Sympathomimetikum mit $\beta_2 > \beta_1$-Wirkung → Erschlaffung der glatten Muskulatur in Bronchien, Blutgefäßen. β_2-Selektivität dabei geringer ausgeprägt als bei Salbutamol oder Terbutalin. Positiv inotrop und chronotrop. PK: ca. 10 % der inhalierten Dosis werden in den tieferen Atemwegen resorbiert, 60–80 % werden verschluckt, wobei ein Teil systemisch verfügbar ist. Wirkungseintritt 2–3 Min., Wirkdauer 3–5 h, HWZ 6–7 h, PPB 40 %, Elimination: zum geringen Teil renal, Rest hepatisch.

KI Hyperthyreose, HOCM, relativ: Tachykardie, frischer Myokardinfarkt, ausgeprägte KHK, Arrhythmie, BZ-Entgleisung.

DOS
- (1) 1–2 Sprühstöße während der Inspiration tief einatmen. Maximale Gesamtdosis 12 Hübe/d.
- (2) Infusion: 460 ml Trägerlösung (Ringer-Lösung) mit 4 Amp. Partusisten® à 0,5 mg (10 ml) → 0,5–3 µg/Min. = 2–12 Trpf./Min.
- (2) Injektion: 1 ml=25 µg Partusisten® mit 4 ml Glucose 5 % aufziehen. Mit einer Geschwindigkeit von 2 ml/Min. i.v. unter laufender Infusion injizieren.

NW Häufig: Herzklopfen, Tachykardie, RR-Abfall, Muskelzittern, Unruhe, Übelkeit, Schlafstörungen, Hypokaliämie; paradoxer Abfall des pO_2 um ca. 10 % durch Zunahme der Ventilations/Perfusions-Inhomogenität möglich. Selten: Beeinträchtigung der Glukoseverwertung → bei Diab. mell. BZ-Kontrolle. Angina pectoris, Kammerflimmern.

WW Wirkungsverstärkung durch β_2-Adrenergika, Theophyllin, Kortikosteroide. Aufhebung der Wirkung durch β-Blocker → schwere Bronchokonstriktion.

- **Cave:** Tokolyse nur bei V.a. extreme Frühgeburt, Beckenendlage, Mehrlingsgeburt und nur mit Partusisten® → Berotec® besitzt keine Zulassung für diese Anwendung

- Relativ gering bronchoselektiv, daher begrenzte Indikation bei schweren Asthmaanfällen
- Bei Dosen > 8–12 Hub tägl. ist kein zusätzlicher Nutzen zu erwarten. Es wurden bei Selbstmedikation durch den Pat. Todesfälle beobachtet → besser Salbutamol verwenden
- Bei sehr hohen Einzeldosen (> 0,8 mg Fenoterol) dosisabhängige Senkung des K^+-Spiegels → bes. bei gleichzeitiger Ther. mit Diuretika und Laxantien (laufende K^+-Kontrolle)
- Wehenhemmung aufgrund der hohen β_2-Rezeptorendichte der Uterusmuskulatur.

Fentanyl®-
Janssen (BtMVV)

Fentanyl

IND Stärkste Schmerzzustände, z.B. Myokardinfarkt, Analgesie bei Beatmungspat., intravenöse und balancierte Anästhesieverfahren, Neuroleptanalgesie.

WM Opiatagonist mit stark ausgeprägter analgetischer, sedierender und antitussiver Wirkung. 125-fache Wirkung von Morphin. PK: nur parenterale Gabe, Wirkungseintritt 10–20 Sek., Wirkdauer 20–30 Min., HWZ dosisabhängig 1–6 h (bei höheren oder repetitiven Dosen Verlängerung der HWZ durch begrenzte Metabolisierungskapazität der Leber), PPB 80 %, Elimination: ca. 5 % unverändert renal, Rest nach oxidativer N-Dealkylierung in der Leber. Wirkungseintritt innerhalb weniger Sek., die begrenzte Wirkdauer nach der initialen Injektion (ca. 20–30 Min.) ist Folge der Umverteilung der Substanz (vom ZNS insbesondere ins Fettgewebe).

KI Schwangerschaft und Stillzeit (plazentagängig!), Hypovolämie/Hypotension (Schock)

DOS
- I.v.: Je nach Schmerzintensität; beginnend mit 0,05–0,1 mg langsam i.v.
- Perfusor: 0,5 mg auf 50 ml NaCl 0,9 %, mit 0,05–0,4 mg/h = 5–40 ml/h. (niedrige Dosis 2 µg/kg KG, mittlere Dosis 2–20 µg/kg KG, hohe Dosis 20–50 µg/kg KG).

NW Atemdepression (bis zur Apnoe), RR-Abfall, Bradykardie (bis zur Asystolie), Obstipation, Harnverhalt, Übelkeit, Erbrechen, Miosis, selten: Laryngospasmus, allergische Reaktionen.

WW Verstärkung des sedierenden und atemdepressorischen Effekts zentral wirksamer Substanzen, Verstärkung der blutdrucksenkenden Wirkung von Antihypertonika, Verstärkung der bradykarden Wirkung frequenzsenkender Medikamente.

- Fentanyl ist eine hochwirksame Substanz: vorsichtige Dosierung unter Berücksichtigung der klinischen Situation (Bradykardie, Hypotonie, Volumenmangel) und der Begleitmedikation
- **Cave:** besondere Vorsicht bei Hinterwandinfarkten (Gefahr einer Bradykardie)

- Ausgeprägte atemdepressive Wirkung: keine Gaben höherer Dosen ohne die Möglichkeit der Intubation und Beatmung
- Antidot: Naloxon (Narcanti®) → evtl. wiederholte Gabe, da die Wirkung von Fentanyl länger anhält, als die des Antagonisten.

Flecainid

IND Symptomatische VES und Kammertachykardien. Bei Z.n. Myokardinfarkt und eingeschränkter linksventrikulärer Funktion (Ejektionsfraktion < 35 %) nur bei lebensbedrohlichen Tachyarrhythmien. Symptomatische supraventrikuläre Tachykardien bei AV-Reentry-Tachykardie. WPW-Syndrom, paroxysmales Vorhofflimmern.

WM Antiarrhytmikum der Klasse IC mit lokalanästhetischer Wirkung. Frequenzabhängige Blockierung des schnellen Na^+-Einstrom in die Myokardzelle. Ausgeprägte Suppression supraventrikulärer und ventrikulärer Heterotopien. Neg. inotrop und neg. dromotrop. Ther. Wertigkeit: Vorhof +, AV-Knoten +, Ventrikel ++. Sinusfrequenz ↔, PQ-Zeit ↑, QRS-Dauer ↑. PK: orale Bioverfügbarkeit 90 %, HWZ 14–20 h, PPB 40 %, Elimination: 25–30 % unverändert renal (vermehrt bei saurem pH), Rest hepatisch. Ther. Plasmakonzentration 0,2–1,0 mg/l (0,5–2,5 µmol/l).

KI Nicht lebensbedrohliche Tachyarrhythmien bei Z.n. Myokardinfarkt und eingeschränkter linksventrikulärer Pumpfunktion (EF < 35 %) → Mortalität durch proarrhythmische Effekte erhöht (CAST-Studie). Herzinsuff., kardiogener Schock, asymptomatische Rhythmusstörungen, Bradykardie, Sinusknoten-Syndrom.

DOS
- I.v.: 1 mg/kg KG über 5 Min. i.v. (Monitorkontrolle!), Beispiel bei 75 kg KG: 1 1/2 Amp. à 50 mg = 75 mg, ggf. nach 20 Min. erneute Injektion von 0,5 mg/kg KG über 5 Min. i.v., Beispiel: bei 75 kg KG: 3/4 Amp. à 5 ml mit 50 mg = 37,5 mg.
- Perfusor: 5 Amp. à 5 ml = 250 mg auf 50 ml Glucose mit 1,6–3,3 ml/h = 8,0–16,6 mg/h. Max. Tagesdosis 200–300 mg
- P.o.: 2 x 100–150 mg tägl.

NW RR-Abfall, Herzinsuff., Bradykardie, AV-Block, VES, Kammerflattern (proarrhythmogene Wirkung!); Doppelbilder, Schwindel, Kopfschmerzen, Übelkeit, Nervosität, Müdigkeit, Verwirrtheitszustand; Transaminasenanstieg, cholestatische Hepatose.

WW Zunahme des Digoxinspiegels um 15–25 %, Propranolol (gegenseitige Erhöhung des Plasmaspiegels). Disopyramid (Wirkungsverstärkung). Cimetidin, Amiodaron (Zunahme des Plasmaspiegels). Phenytoin, Phenobarbital, Carbamazepin (Plasmaspiegel ↓).

- **Cave:** langsame Injektion (min. 5 Min.) nur unter laufender EKG- und RR-Kontrolle
- Lange HWZ, daher keine optimale Steuerungsmöglichkeit bei initialer i.v. Therapie
- Ausgeprägte Leitungsblockierung, daher Vorsicht bei AV Block oder Schenkelblock (Schrittmacherschutz)
- **Cave:** Bei Kombination mit Substanzen mit starker Leitungsblockierung, z.B. Antiarrhythmika der Klasse IA und III
- Nicht einsetzen bei QT-Syndrom
- Im Verlauf Kontrolle von PQ-, QRS- und QT-Dauer. Bei QT-Verlängerung > 125 % oder QRS-Verbreiterung > 25 % gegenüber Ausgangswerten absetzen. Ausgeprägte Verlangsamung der intraventrikulären Erregungsleitung, dadurch Induktion ventrikulärer Arrhythmien möglich
- Proarrhythmische Wirkung in 20 % der Fälle bei i.v.-Applikation
- Dosisreduktion bei ausgeprägter Niereninsuff. um 25 %
- Amp. nur mit Glucoselösung verdünnen nicht mit NaCl → Ausflockung
- Reserveantiarrhythmikum bei lebensbedrohlichen und sonst therapierefraktären Rhythmusstörungen
- Spiegelkontrolle anstreben.

Flumazenil

IND V.a. schwere Benzodiazepinintox. zur DD und Behandlung, Aufhebung einer paradoxen Reaktion auf Benzodiazepingabe, kurzfristige Aufhebung einer Sedierung zur besseren neurologischen Beurteilung.

WM Kompetetive Hemmung des Benzodiazepinrezeptors. PK: Wirkungseintritt 30–60 Sek., Wirkdauer 1–4 h, HWZ 0,7–1,4 h, PPB: 50 %.

KI Pat. mit Epilepsie, die mit Benzodiazepinen (z.B. Rivotril®) behandelt werden. Relativ: Schwangerschaft, Stillzeit, Kinder < 15 Lj.

DOS
- Initial: 0,2 mg über 15 Sek. i.v., dann pro Minute jeweils 0,1 mg bis der gewünschte Bewußtseinsgrad erreicht ist
- Gesamtdosis: 1 mg (Übliche Dosis liegt im Bereich von 0,3–0,6 mg Flumazenil)
- Bei Wiederauftreten der zentralen Depression: bis zu 1 mg langsam i.v., evtl. in 20-Min.-Intervallen.

NW Bei zu schneller Injektion: Angstgefühle, Herzklopfen und Gefühl von Bedrohung. Übelkeit, Erbrechen, RR- und Frequenzschwankungen. Bei Benzodiazepinabhängigen können Entzugserscheinungen auftreten.

WW Keine bekannt.

- **Cave:** Wegen wesentlich kürzerer HWZ von Flumazenil im Gegensatz zu Benzodiazepinen: sorgfältige Nachbeobachtung → Pat. immer in eine Klinik transportieren!
- Zurückhaltend einsetzen: Flumazenil ist sehr teuer (1 Amp. à 0,5 mg = 60 DM)!
- Dosisreduktion bei Leberinsuffizienz.

Furosemid

Lasix®

IND Lungenödem, Rechtsherzinsuff., akute Erhöhung des Pulmonalarteriendrucks, hypertone Krise, Hyperkaliämie, Hyperkalziämie, forcierte Diurese, z.B. bei Intoxikationen.

WM Schleifendiuretikum mit reversibler Hemmung des Na^+/ K^+/ Cl^--Transports im dicken, aufsteigenden Teil der Henle-Schleife. Zusätzlich Vasodilatation → venöses Pooling (Vorlast ↓), gesteigerte Nierendurchblutung und Senkung des pulmonalarteriellen Drucks. PK: orale Bioverfügbarkeit 60–70 % (geringer bei gleichzeitiger Nahrungsaufnahme), Wirkungseintritt 2–5 Min., HWZ 1 h, PPB 97 %, Elimination: zu 90 % renal.

KI Hypokaliämie, Hypokalziämie, Hyponatriämie, Anurie, Schwangerschaft, Sulfonamidallergie, Blasenentleerungsstörung (Blasenkatheter legen), dekompensierte Leberinsuffizienz.

DOS
- Initial: 20–40 mg Lasix® i.v., in schweren Fällen bis 1 mg/kg KG
- Akutes Lungenödem: 40 mg Lasix®, evtl. nach 20 Min. wiederholen.

NW Hypokaliämie (**Cave:** frischer Myokardinfarkt, Digitalistherapie), Hypovolämie, Dehydratation, RR-Abfall, Thromboseneigung, Allergie, BZ-Anstieg, Hyperurikämie, akute Pankreatitis, Leukopenie, Thrombopenie, Ototoxizität, akute Porphyrie.

WW Salizylate (Wirkungsabschwächung); Wirkungsverstärkung von curareartigen Mitteln, Herzglykoside, Glukokortikoide, Antihypertonika, Aminoglykoside; Antidiabetika (Verminderung der BZ-Senkung), nicht-steroidale Antiphlogistika (Verminderung der Furosemid-Wirkung).

- Initiale Wirkung bei Lungenödemther. vor Einsetzen der Diurese durch Senkung des Venentonus und des Pulmonalarteriendrucks
- Bei Applikation ist das Legen eines Blasenkatheters in Erwägung zu ziehen
- Hohe Dosierung nur bei vitaler Bedrohung, z.B. Lungenödem, Intoxikation, niereninsuff. Pat.
- Antidot: vorsichtige Volumensubstitution, Schocklage.

Gamma-Hydroxybuttersäure (GHB)

IND Intravenöses Narkotikum, chirurgische Eingriffe mit hohem Anästhesierisiko, Schädel-Hirn-Trauma, apoplektischer Insult, Alkoholenzugssyndom.

WM Natürlich vorkommender Metabolit der γ-Amino-Buttersäure (GABA = endogener Mediator inhibitorischer synaptischer Übertragung). Synaptische Hemmung, ähnlich der von GABA → Erhöhung des Cl^--Einstroms hauptsächlich im Gyrus postcentralis, unspezifisches thalamisches Projektionssystem, aufsteigendes retikuläres aktivierendes System (ARAS). Wirkt dosisabhänig sedierend und hypnotisch, aber nicht analgetisch. PK: orale Bioverfügbarkeit 26,8 %, Wirkungseintritt: etwa 3–5-(10) Minuten, Wirkdauer etwa 60–90 Min. (nach Einmalgabe), HWZ 25–35 Min., Elimination: keine pharmakologisch aktiven Metaboliten, Metabolisierung zu $8CO_2 + 8H_2O + 2Na^+$ (→ Cave!: Hypernatriämie, met. Alkalose bei schweren Nierenfunktionsstörungen), hauptsächlich pulmonale Ausscheidung (90 %), gering über Urin, keine Ausscheidung über Stuhl.

KI Schwere Nierenfunktionsstörungen, arterielle Hypertonie, Alkoholintoxikation, Epilepsie.

DOS
- Hypnotische Dosis: 35–90 mg/kg KG i.v. (im Mittel 50 mg/kg KG i.v.) über 20 Min.
- Narkotische Dosis: 50–100 mg/kg KG i.v.
- Dauerapplikation: 10–20 mg/kg KG/h i.v.

NW Myoklonie (durch Gabe geringdosierten Barbituraten beherrschbar). Hypernatriämie, metabolische Alkalose (bei Pat. mit schweren Nierenfunktionsstörungen, nach Absetzen reversibel).

WW Wirkungsverstärkung anderer zentralnervös wirksamer Substanzen, z.B. Opiate, Alkohol (GHB verzwei- bis dreifacht die Wirkung von Ethanol).

- γ-Hydroxybuttersäure ist als Monoanästhetikum nicht geeignet → Kombination mit Fentanyl im Sinne einer Analgosedierung
- Wirkeintritt erst stark verzögert!
- Sehr kreislaufneutrales Sedativum/Hypnotikum

G

- Wirkt hirndrucksenkend
- Schutzreflexe sollen unter γ-Hydroxybuttersäure vorhanden sein, keine Atemdepression
- Antidot: Gabe von 2 mg Physostigmin, zuverlässiges Erwachen nach 6±2 Min.

Haemaccel® 35,
Gelafundin®

Gelatine

IND Volumenmangelschock infolge Blut- bzw. Plasmaverlust.

WM Volumenersatzmittel mit aus Kollagen hergestellter Gelatine. Wegen des geringen mittleren Molekulargewicht und der niedrigen Konzentration sind Volumeneffekte und Wirkdauer geringer, als bei HAES oder Dextranen → Gelatine muß in der 1,5–2 fachen Menge des Blutverlustes infundiert werden, um Normovolämie zu erreichen. Wasserbindungskapazität 14 mg/g. PK: intravasale Verweildauer 2–3 h, Elimination: renal.

KI Im Notfall keine.

DOS Bei akutem Volumenverlust: bis zu 1500 ml, Infusionsgeschwindigkeit ca. 500 ml/h, bei Akutsituationen bis 500 ml in 5 Min.

NW Anaphylaktische Reaktion (in 0,05–10 %), Herzinsuff., Hypervolämie.

WW Herzglykoside, z.B. Lanitop®, Digimerck®.

Häufigkeit der Anaphylaxie ist größer als bei Dextranen, dafür im Schweregrad geringer → evtl. Clemastin oder Dimetinden vorwegegeben.

Glucose

Glucose 5 %–50 %
Braun®

IND Hypoglykämie, hypoglykämisches Koma, Alkoholintoxikation, hypertone Dehydratation.

WM Erhöhung des Blutglukosespiegels. PK: Wirkungseintritt sofort.

KI Glucose > 7 %: Hyperglykämie.

DOS Hypoglykämisches Koma: Dosierung nach Wirkung
1–8 Amp. Glucose 40 % langsam (max. 2 ml/Min.) i.v.

NW Venenreizung, Hyperglykämie.

WW Keine.

- Glucose 5 % (hypotone Lösung) eignet sich auch zum Volumenersatz bei der Hyperglykämie (hypertone Dehydratation).
- Glucose > 10 %: Aufgrund der Venenreizung nur unter laufender Infusion injizieren oder über ZVK laufen lassen.

Glyceroltrinitrat (GTN)

IND Angina pectoris, Myokardinfarkt, akute Linksherzinsuff.: kardiales Lungenödem, Asthma cardiale. Senkung des pulmonalart. Drucks bei akuter Rechtsherzbelastung, z.B. Lungenembolie. Spastische Schmerzzustände, z.B. Nieren- oder Gallenkolik.

WM Relaxation glatter Muskulatur an Gefäßen, Bronchiolen, Darm, Gallenwegen und Ureteren. In niedriger Dosierung Vasodilatation der venösen Gefäße, in höherer Dosierung auch der großen Arterien und epikardialen Gefäße. PK: orale Bioverfügbarkeit ca. 35 % (First-pass-Metabolismus), sublinguale und transkutane Bioverfügbarkeit ca. 40 %, Wirkungseintritt 1–2 Min, Wirkdauer 30–60 Min., HWZ 3 Min, PPB 60 %.

KI Akute hypotone (Schock-) Zustände (nicht verabreichen, wenn RR_{SYST} < 110 mmHg, oder RR_{DIA} < 60 mmHg), toxisches Lungenödem, hypertrophe obstruktive Kardiomyopathie.

DOS
- I.v.: 1 Amp. à 5 ml = 5 mg in die Infusion (500 ml Ringer-Lactat oder NaCl 0,9 %) geben, mit 1–5 mg/h = 100–500 ml/h = 33–160 Trpf./Min. laufen lassen
- Perfusor: 1 Amp. konz. à 10 ml = 50 mg auf 50 ml NaCl 0,9 % mit 2–5 mg/h = 2–5 ml/h
- P.o.: 1 „Nitrozerbeißkapsel" = 0,8 mg
- S.l.: 1–2 Hübe Spray = 0,8 mg unter die Zunge sprühen.

NW (Vasozerebrale) Kopfschmerzen in 20 % durch Erweiterung der meningealen Gefäße, RR-Abfall, reflektorische Tachykardie, Flush.

WW Wirkungsverstärkung durch Antihypertensiva, Calciumantagonisten, Diuretika, Alkohol, trizyklische Antidepressiva.

- Wirkungsverlust bei Verwendung von PVC-Kathetern
- **Cave:** Die Gabe der unverdünnten i.v.-Lösung ist absolut kontraindiziert → mindestens 1:10 mit Infusionslösung verdünnen. Bei zu schneller Infusion kommt es zu starken Kopfschmerzen
- Auf ausreichenden Blutdruck achten → vor und 2–3 Min. nach der Gabe RR messen!

- Toleranzentwicklung bei kontinuierlicher Applikation nach 24–48 h → Nitratpause für 8–10 h oder Gabe von Molsidomin (Corvaton®)
- Initial mit Nitrospray oder Kapsel beginnen, bis Infusion/Perfusor vorbereitet ist
- Kombination mit Dopamin oder Dobutamin bei Hypotonie/Schock sinnvoll
- HZV-Abnahme bei älteren Pat. möglich: Bei RR-Abfall Beine hochlagern und Gabe von 100–200 ml Ringer-Lactat oder NaCl 0,9 % i.v.
- „Nitrospray" auf/unter die Zunge sprühen, ohne daß der Pat. inhaliert
- Überdosierung: Bei ausgeprägter Hypotonie/Schocksymptomatik → Volumensubstitution, evtl. Dopamin (**Cave:** Adrenalin ist kontraindiziert).

Haldol®-Janssen

Haloperidol

IND Akute psychotische Syndrome mit Wahnvorstellungen, Halluzinationen, katatone Syndrome, psychomotorische Erregungszustände.

WM Butyrophenon-Derivat, sehr stark antipsychotisch, ausgeprägt, antiemetisch, antidopaminerg, gering sedierend, PK: orale Bioverfügbarkeit 50–70 % (variable Resorption, hepatischer First-pass-Metabolismus), Wirkungseintritt rasch, HWZ 12–36 h, PPB 90 %, Elimination: fast vollständig durch hepatische Oxidation, enterohepatischer Kreislauf.

KI Akute Intoxikation mit psychotropen Substanzen, komatöse Zustände, Schwangerschaft, Stillzeit, bek. Überempfindlichkeit, Hyperthyreose, Neigung zu Krampfanfällen, Erkrankungen des hämopoetischen Systems.

DOS
- Akute psychotische und katatone Syndrome: 2–5 mg langsam i.v., i.m.
- Psychomotorische Erregungszustände: 2–5 mg langsam i.v., i.m.

NW Hypotonie, orthostatische Dysregulation, zerebrale Krampfanfälle, extrapyramidale Störungen, veg. Störungen: Mundtrokkenheit, Miktionsbeschwerden, Obstipation, Glaukomverschlechterung, AV-Block, Schenkelblock, Müdigkeit, Benommenheit.

WW Wirkungabschwächung durch Phenytoin. Wirkungsverstärkung von blutdrucksenkenden Medikamenten. RR-Abfall durch Adrenalin. Es kann zu einer Verstärkung der Alkoholwirkung und der RR-Senkung kommen. Hyponätriämie bei Gabe von Carbamazepin. Zentralnervöse Effekte bei Gabe von Methyldopa.

- Antipsychotisch bedeutet nicht die Heilung einer Psychose → Bei Suizidgedanken den Pat. nie alleine belassen!
- Haloperidol besitzt nur eine geringe sedierende Wirkung.
- **Cave:** gleichzeitige Antikoagulation: verstärkte Blutungsgefahr (keine i.m.-Injektion!)
- **Cave:** gleichzeitige Antikoagulation erhöht die Blutungsgefahr
- **Cave:** Bei alten Patienten häufig paradoxe Reaktion.

Heparin

Liquemin-N®,
Fragmin P®

IND Thromboseprophylaxe (low dose), akuter Myokardinfarkt, akute Lungenembolie, arterielle und venöse Verschlüsse, Begleitbehandlung bei der Lyse-Therapie.

WM Bei niedriger Dosierung verstärkt hochmol. Heparin im Komplex mit ATIII die ATIII-Wirkung um das 7–8fache. Bei hoher Dosierung werden die Gerinnungsfaktoren IIa, VIIa, Xa, XIa, XIIa inaktiviert. Zusätzlich Aufhebung der Thrombinwirkung und Hemmung der Plättchenaggregation. Freisetzung einer Lipoproteinlipase (Abbau von Chylomikronen, Beschleunigung des Histaminabbaus, Reduktion der Aldosteronbildung). Niedermol. Heparin (z.B. Dalteparin [Fragmin®P]) führt zu einer Hemmung des Faktors Xa. PK: nur parenterale Gabe (s.c., i.v.), Wirkungseintritt bei Bolusgabe in wenigen Min., HWZ dosisabhängig (low-dose ca. 1 h, high-dose bis zu 5 h), PPB 95 %, Elimination: hepatische Metabolismus (Heparinase), bei hohen Dosen auch renal.

KI Im Notfall keine.

DOS Hochmol. Heparin: Vollheparinisierung: 5000 IE i.v. als Bolus, anschließend 1000–1500 IE/h unter PTT-Kontrolle (Verlängerung auf das 1,5–2 fache des Ausgangswertes anstreben). s.c.: 3 x 10.000 IE.

NW Blutungsgefahr bei Überdosierung bzw. Begleiterkrankung mit Störung des Gerinnungssystems, allergische Reaktionen.

WW Verstärkte Blutungsgefahr bei Behandlung mit Thrombozytenaggregationshemmern, Dextrane, Fibrinolytika, Cumarin. Digitalispräparate und Antihistaminika hemmen die Heparinwirkung.

- In der Schwangerschaft applizierbar
- Bei Niereninsuff. → Dosisreduktion um ca. 25 %
- Nicht mit anderen Medikamenten gemeinsam in einer Spritze aufziehen
- Antidot: 1000 IE Protamin Roche® antagonisieren 1000 IE Heparin. 100 %-Dosis wird bei gewünschter Antagonisierung innerhalb weniger Min. gegeben. Soll die Heparinwirkung nach 60 Min. antagonisiert werden, gibt man 50 %, nach 120 Min. 25 % der Protamindosis.

Hydrocortison

IND Nebenniereninsuffizienz (M. Addison), evtl. bei Schock (Anaphylaxie, Sepsis, andere Genese), Hypophyseninsuffizienz, Adrenogenitales Syndrom.

WM Glukokortikoid. PK: orale Bioverfügbarkeit ca. 75 % (interindividuelle Schwankungen bei hepatischem First-pass-Metabolismus). HWZ 1–2 h, Verteilungsvolumen 0,4–0,7 l/kg. PPB konzentrationsabhängig 50–90 %, bei niedrigen Konzentrationen überwiegend an Transcortin (hohe Bindung, geringe Kapazität), bei höheren Konzentrationen Bindung an Albumin. Elimination: vorwiegend hepatische Oxidation und Konjugation an Glukuronsäure. Wirkdauer 12–36 h, max. biologischer Effekt 2–8 h nach i.v.-Applikation.

KI Im Notfall keine. Magen-Darm-Ulzera, schwere Osteoporose, Psychosen, Virusinfektionen, Amöbeninfektion, Systemmykosen, Eng- und Weitwinkelglaukom, Schutzimpfungen 8 Wo. vorher und 2 Wo. danach, Lymphome nach BCG-Impfung.

DOS
- i.v.: initial 250 mg als Bolus, anschließend Perfusor mit 100–250 mg in 50 ml 0,9 % NaCl über 24 h = 2 ml/h
- Bei chronischer NNR-Insuffizienz (Cover-Schema):
  - Bei Infekt: Verdopplung der tägl. Substitutionsdosis
  - Bei kleinen OP-Eingriffen: 100 mg präoperativ, anschl. 100 mg alle 6 h für 12 h
  - Bei großen OP-Eingriffen: 100 mg präoperativ, anschl. 100 mg alle 6 h für 72 h

NW Einzeldosis fast ohne NW, hohe Dosen über wenige Tage mit geringen NW. BZ ↑, K^+ ↓, Na^+ ↑, BB: Lymphozyten ↓, Eosinophile ↓, Leukos ↑, Erys ↑, Thrombos ↑; Thromboserisiko ↑, Gefahr gastrointestinaler Blutungen, Schwächung der Infektabwehr, Euphorie/Dysphorie.

WW Antidiabetika (Wirkungsabschwächung der Antidiabetika), Diuretika (Verstärkung des Kaliumverlustes), Östrogene (Wirkungsverstärkung des Kortisols), Antikoagulantien (verstärkte Blutungsgefahr), Herzglykoside (Wirkungsverstärkung durch Hypokaliämie), Barbiturate, Phenytoin, Rifampicin (Wirkungsabschwächung des Kortisols durch verstärkten Abbau infolge

Enzyminduktion), ACE-Hemmer (erhöhtes Risiko von BB-Veränderungen).

- Tägl. Eigenproduktion 15–60 mg, bei Streß erheblich mehr
- Hydrokortison enthält je nach Präparat einen hohen Alkoholanteil. **Cave:** Bolusgabe!
- Bei schweren Krankheitsbildern mit gleichzeitiger Leberinsuff. ist die Gabe von Hydrokortison Mittel der Wahl, da hier eine Inaktivierung des Steroids durch Lebermetabolismus entfällt
- Hydrokortison wirkt auch als Mineralkortikoid (mineralkortikoide Wirkung von 0,1 % im Vergleich zu Aldosteron)
- **Cave:** schwere Herpesinfektionen, Pilzsepsis oder schwere bakterielle Erkrankungen ohne adäquate Chemotherapie.

Ipratropiumbromid

IND Bradykarde Herzrhythmusstörungen (Sinusbradykardie, Bradyarrhythmie bei SA-Block, AV-Block II.° Typ Wenckebach, Bradyarrhythmia absoluta bei Vorhofflimmern), chron.- obstruktive Bronchitis.

WM Rezeptorblockade am postganglionären parasympathischen Neuron, damit Aufhebung der muskarinartigen Acetylcholinwirkungen (☞ Atropin). PK: geringe orale Bioverfügbarkeit bei schlechter Resorption, HWZ 3,5 h, Verteilungsvolumen 2,5 l/kg, PPB 20 %, Elimination: nach i.v.-Gabe bis zu 50 % unverändert renal. Rest hepatisch verstoffwechselt.

KI Glaukom, Prostatahypertrophie, mechanische Stenosen im Magen-Darmtrakt, Rel. KI: Frühschwangerschaft

DOS
- Individuell unterschiedlich 2–3 x 10–15–20 mg tägl.
- Asthma bronchiale: 3 x/d 1–2 Sprühstöße, max. 12 Sprühstöße
- Langzeittherapie: 10–15 mg 2–3 x/d p.o.

NW Völlegefühl, Appetitlosigkeit, Obstipation, chronische Obstipation, dekompensierte Herzinsuff. und gleichzeitiger Digitalisierung, Ileus, tachykarde supraventrikuläre und ventrikuläre Herzrhythmusstörungen.

WW Wirkungsverstärkung aller anticholinerg wirksamen Substanzen z.B. Antihistaminika, Anti-Parkinsonmittel, trizyklische Antidepressive, Chinidin, Disopyramid.

- Quarternäre Ammoniumverbindung, deshalb keine Penetration ins ZNS und keine zentralnervösen NW
- Antidot: 0,01–0,05 mg/kg KG Physostigmin langsam i.v.

I

Isosorbiddinitrat (ISDN)

Isoket®

IND Angina pectoris, Myokardinfarkt, kardiales Lungenödem, akute Linksherzinsuff.

WM Relaxation der glatten Muskulatur. Systemische Vasodilatation führt zu einem „venösen Pooling" → verminderter Rückstrom zum Herzen → Herzkammervolumen, Füllungsdrücke und diastolische Wandspannung ↓ → bessere Durchblutung ischämiegefährdeter Wandschichten. Dilatation der großen herznahen Arterien → Nachlastsenkung, Senkung des pulmonalen Auswurfswiderstandes. PK: Bioverfügbarkeit: oral 8–36 %, sublingual 60 %, perkutan 30 %; Wirkungseintritt s.l. 1–3 Min., Wirkdauer 1–2 h, HWZ 40 Min., Elimination: hauptsächlich hepatisch.

DOS

- s.l.: 2–3 Hübe Spray = 2,5–3,75 mg auf die Zunge sprühen
- i.v.: 1 Amp. à 10 ml = 10 mg in die Infusion (500 ml NaCl 0,9 %) geben, mit 2–7 mg/h = 100–350 ml/h
- Perfusor: 1 Amp. à 10 ml = 10 mg auf 50 ml NaCl 0,9 % mit 2–7 mg/h = 10–35 ml/h.

NW (Vasozerebraler) Kopfschmerz, RR-Abfall, (reflektorische) Tachykardie, Übelkeit, Hautrötung (Flush).

KI Myokardinfarkt mit niedrigen Füllungsdrücken, akute hypotone (Schock-) Zustände, toxisches Lungenödem.

WW Wirkungsverstärkung durch Antihypertensiva, Calciumantagonisten, Diuretika, Alkohol.

- Infusionsschläuche aus PVC können zu Wirkstoffverlusten durch Adsorption führen → Schläuche aus Polyethylen (PE) oder Polytetrafluorethylen (PTFE) verwenden
- Isoket®-Spray kann auch tief eingeatmet oder intranasal appliziert werden.

Aldactone®
pro Injectione

Kaliumcanrenoat / Spironolacton

IND Leberzirrhose mit Aszites und Ödemen (Diuretikum der Wahl), Herzinsuff., primärer Hyperaldosteronismus

WM Kompetetiver Aldosteronantagonist von der Kapillarseite im spätdistalen Tubulus und Sammelrohr → Hemmung der Na^+-Resorption und K^+-Sekretion. PK: orale Bioverfügbarkeit 70 %, kurze HWZ aufgrund rascher Metabolisierung, z.B. in den aktiven Metaboliten Canrenon mit einer HWZ von 10–30 h. Elimination: weiterer hepatischer Metabolismus zu (pharmakologisch schwächer wirksamen) aktiven und inaktiven Metaboliten. Wirkungseintritt 1–3 d nach Therapiebeginn, Wirkdauer nach Absetzen einer Langzeitther. 4–10 d.

KI Hyperkaliämie, Hyponatriämie, Kreatinin > 180 mmol/l, GFR < 30 ml/Min., Anurie, Coma hepaticum, Schwangerschaft, Stillzeit.

DOS
- I.v.: 200–400 mg = 1–2 Amp. tägl. langsam (10 ml/3 Min.) i.v.
- P.o.: 50–200 mg tägl. als Dauertherapie

! Max. Tagesdosis: 800 mg.

NW Arrhythmien, Hyperkaliämie, metabolische Azidose, Hyponatriämie, Hypermagnesiämie, Nierenfunktionsverschlechterung (v.a. bei erhöhtem Krea), Gynäkomastie, Stimmveränderungen, Menstruationsstörungen; neurologische Symptome: Parästhesien, Sensibilitätsstörungen, Müdigkeit, Verwirrtheitszustände; Allergie, Übelkeit, Obstipation, Diarrhoe, Schwindel, Nausea bei schneller i.v.-Applikation, Immunsuppression.

WW Nicht-steroidale Antiphlogistika, K^+-sparende Diuretika (Verstärkung der Hyperkaliämie); ACE-Hemmer (Verschlechterung der Nierenfunktion, Verstärkung der Hyperkaliämie); Scheinbare Erhöhung des Digoxinspiegels (bis 30 %) aufgrund meßtechnischer Einflüsse bei RIA; Norepinephrin oder Epinephrin (Verminderung der α_1-Wirkung). Bei Kombination mit ACE-Hemmern und Furosemid kann ein ANV auftreten.

- Überwachung von Elektrolyten und Kreatinin

- Therapie bei bedrohlicher Hyperkaliämie: 10–30 ml NaCl 10 %, Glukose-Insulin-Infusion (Verschiebung des Kaliums nach intrazellulär), β_2-Sympathomimetika, Dialyse.

Kaliumchlorid
7,45 %ig Braun®

Kaliumchlorid

IND Hypokaliämie, Coma diabeticum, Zusatz zur hochdosierten Glukoseinfusion bei parenteraler Ernährung (1000 kcal erfordern 25–50 mmol K^+)

WM Kaliumsubstitution

KI Hyperkaliämie, Hyperchlorämie.

DOS
- ! Je nach Klinik in Abhängigkeit vom Defizit; Abfall des K^+ im Serum von 4 auf 3 mmol/l = K^+-Verlust von ca. 200 mmol ein pH-Anstieg um 0,1 senkt das extrazelluläre K^+ um 0,4 mmol/l.
- Kaliumdefizit (mmol) = ml Kaliumchlorid 7,45 % = kg KG x 0,2 x 2 x (4,5 Serum-K^+ [8 mmol/l])
- ! Max. Tagesdosis 2–3 mmol K^+/kg KG/d
- ! Max. Infusionsgeschwindigkeit 20 mmol K^+/h.

NW Bei Überdosierung Hyperkaliämie, Azidose, Venenreizung; bei Paravasat Nekrosenausbildung

WW Herzglykoside (Wirkung der Herzglykoside vermindert), Aldosteronantagonisten (Kaliumspiegel erhöht, renale Kaliumausscheidung vermindert), kaliumsparende Diuretika (Kaliumspiegel erhöht, renale Kaliumausscheidung vermindert), ACE-Hemmer (Kaliumspiegel erhöht (renale Kaliumausscheidung vermindert), nephrotoxische Substanzen, z.B. NSAR, Cisplatin, Aminoglykoside (Kaliumspiegel erhöht, renale Kaliumausscheidung vermindert), peripher wirkende Analgetika (Kaliumspiegel erhöht, renale Kaliumausscheidung vermindert), Anticholinergika (Risiko gastrointestinaler Nebenwirkungen erhöht (Hemmung der Darmmotilität)).

- ! Cave: nur mit Vorsicht bei kardialer Dekompensation, kaliumsparenden Diuretika, ACE-Hemmern, nephrotoxischen Substanzen verwenden
- Konzentrierte Lösung nur über ZVK infundieren
- K^+ immer in Zusammenhang mit pH-Wert interpretieren
- Bei Alkalose Verwendung von KCl
- Bei Azidose Verwendung von Kaliumbikarbonat
- Bei Hyperchlorämie Verwendung von Kaliummalat

- Normokaliämie bei Azidose = Hypokaliämie
- Normokaliämie bei Alkalose = Hyperkaliämie
- Bei Hyperkaliämie rasche Senkung des K^+ durch Gabe von Natriumbikarbonat, Glukose-Insulin, evtl. Hämodialyse
- Antidot: bei kardialen NW im Rahmen einer Hyperkaliämie sofortiger Infusionsstopp, Calcium 10 % langsam i.v., Glucose-Insulin-Infusion.

Ketamin

IND Starke Schmerzzustände, z.B. Reposition von Frakturen, Narkoseeinleitung und Aufrechterhaltung.

WM Ketanest®: Razemisches Cyclohexanon-Derivat (R- und S-Ketamin) mit starker analgetischer Wirkung. Im Ketanest®-S ist nur das für die anästhetisch-analgetische Wirkung verantwortliche (S)-Ketamin-HCl vorhanden. Entkoppelung des thalamoneocorticalen vom limbischen System → Dissoziative Anästhesie. Analgetische Komponente wird durch Stimulierung von Opiatrezeptoren bewirkt und läßt sich dementsprechend partiell mit Naloxon antagonisieren. Kardiale Wirkung: Sympathikus ↑, RR ↑, Herzfrequenz ↑, myokardialer O_2-Verbrauch ↑, Koronardurchblutung ↑. Atmung: Bronchorelaxation, Spontanatmung bleibt erhalten, Hyperventilation. PK: Wirkungseintritt i.v. 30–60 Sek. i.m. 2–10 Min., Wirkdauer 10–15 Min., HWZ 80 Min., PPB 47 %, Elimination: Metaboliten werden vorwiegend renal eliminiert.

KI Herzinsuff., KHK, AMI, Hypertonie, perforierende Augenverletzung, psychiatrische Erkrankungen, (Prä-)Eklampsie.

DOS
- Ketanest®-S: doppelte Wirkstärke ⇒ Dosierung gegenüber Ketanest® halbieren!
- Analgesie: 0,25–0,5 mg/kg KG Ketanest® langsam i.v., bzw. 0,5–1 mg/kg KG i.m.
- Status asthmaticus: 1–2–5 mg/kg KG Ketanest® langsam i.v.
- Narkoseeinleitung: 1–2 mg/kg KG Ketanest® langsam i.v., 4–8 mg/kg KG i.m.
- Aufrechterhaltung: halbe Initialdosis alle 10–15 Min.

NW RR-Anstieg, Tachykardie, Zunahme des myokardialen O_2-Verbrauchs, Bronchodilatation, Uteruskontraktion, intrakranieller und intraokulärer Druckanstieg, Hypersalivation, Träume, Halluzinationen, Erregungszustände, Atemdepression (zu rasche Injektion).

WW Verstärkung der Wirkung blutdruck- und frequenzsteigernder Pharmaka.

- Schädel-Hirn-Trauma ist per se keine KI für eine Ketamin-Narkose mehr → auf milde Hyperventilation ($EtCO_2$ 30–35 mmHg) und Oberkörperhochlagerung (30°) achten
- Ketamin nicht ohne Sedierung einsetzen (Benzodiazepine, z.B. 5–10 mg Diazepam i.v.) → Abschwächung der Alpträume und Halluzinationen
- Aufgrund der bronchodilatatorischen und gering ausgeprägten atemdepressorischen Wirkung eignet sich Ketamin besonders für die Sedierung und Narkoseeinleitung von Asthmapatienten
- Ruhe bei Ein- und Ausleitung (kataleptischer Zustand!).

Lidocain

IND Ventrikuläre Extrasystolen, Kammertachykardie, (Prophylaxe ventrikulärer Extrasystolen, z.B. beim Myokardinfarkt), Intoxikation mit trizyklischen Antidepressiva, Torsade-de-pointes-Tachykardie (Hustensupprimierung und Hirndrucksenkung bei Schädel-Hirn-Trauma).

WM Antiarrhythmikum der Klasse IB. Die antiarrhythmische Wirkung ist von der extrazellulären K^+-Konzentration abhängig. Deutliche Suppression heterotoper Reizbildung im His-Purkinje-System. Eine Sinusknotendepression tritt nur bei Sinusknotendysfunktion auf; geringe Beeinflussung der AV-Leitung. Ther. Wertigkeit: Sinusknoten +, Vorhof 0, AV-Knoten 0, akz. Bahn ++, Ventrikel +++, PK: orale Bioverfügbarkeit 35 % (ausgeprägter First-pass-Metabolismus), daher nur parenterale Gabe sinnvoll. Wirkungseintritt 1–2 Min., Wirkungsdauer 15–20 Min., HWZ 1,6 h (α-Phase 15 Min.), PPB 65 %, Elimination: vorwiegend hepatisch, größtenteils über den pharmakologisch aktiven Metaboliten Monoethylxylidid (HWZ ca. 3 h) zu inaktiven Metaboliten. Ther. Plasmaspiegel 2–5 mg/l (8,5–21,5 µmol/l).

KI Bekannte Unverträglichkeit von Lokalanästhetika, Sinusknotendysfunktion, AV-Block II.° und III.°, akute Herzinsuffizienz, erhöhte Krampfbereitschaft.

DOS
- Initial: 1 mg/kg KG i.v., Erw. 100 mg als Bolus, endobronchial 3-fache Dosis
- Perfusor: 1 Spezial-Amp. à 5 ml = 1000 mg auf 50 ml NaCl 0,9 %, mit 2–4 mg/Min.
- Schädel-Hirn-Trauma: 1,5 mg/kg KG i.v., 2 Min. vor Narkoseeinleitung (für diese Anwendung vom Hersteller nicht zugelassen, in den USA Standard)
- Bei schwerer Herzinsuff., Schock oder Leberinsuff.: Dosisreduktion um 50 %. Max. 6 g tägl.

NW Herzinsuff., VES, Kammerflimmern, Sinusarrest, AV-Blockierung, ZNS: Tremor, Verwirrtheit, Krampfanfall, Koma.

WW Antiarrhythmika (Verstärkung der negativ inotropen Wirkung), Wirkungsverstärkung von Cimetidin, Propanolol, Halothan.

Keine Kombination mit Mexiletin und Tocainid (Verstärkung der ZNS-NW, Atemstillstand).

- Antiarrhythmikum der 1. Wahl bei ventrikulären Extrasystolen
- Auch in der Schwangerschaft anwendbar
- **Cave:** Nicht vor Defibrillation einsetzen (Lidocain wirkt hemmend)
- Endobronchiale Gabe möglich, Dosis 3-fach (Gleiche Wirkung wie intravenös)
- Kombination mit Antiarrhythmika der Klasse IA, II, III, IV möglich
- Automatie von Ersatzrhythmen wird durch Lidocain stark unterdrückt, daher kein Lidocain bei AV-Block mit ventrikulären Ersatzrhythmen applizieren!
- Stets auf ausgeglichenes Serum-K^+ achten
- Spiegelbestimmung bei Herzinsuff., Hypotonie und Leberfunktionsstörung, da Kumulationsgefahr besteht.

Mannit

IND Hirnödemtherapie, bei raumforderndem ischämischen Infarkt, drohender Einklemmung, bei vitaler Bedrohung infolge intrazerebraler Blutung, Beginnendes ANV (osmotische Diurese, umstritten), Glaukom, forcierte Diurese.

WM Bindung von freiem Wasser durch Aufbau eines osmotischen Gradienten entlang der Blut-Hirn-Schranke mit Senkung der Blutviskosität, sekundär bedingter Vasodilatation, Senkung des Hirndrucks und damit Anstieg der Hirndurchblutung. PK: HWZ 2 h (große interindividuelle Variation), Verteilungsvolumen 0,2 l/kg (Extrazellulärraum). Elimination: 80 % unverändert renal ausgeschieden. Rest zum Teil unverändert biliär eliminiert oder langsam in der Leber oxidiert.

KI Anhaltende Oligurie/Anurie nach Probeinfusion (Applikation von ca. 0,2 g Mannitol/kg innerhalb von 5 Min. sollte zu einer Mindestdiurese von ca. 40–50 ml/h führen), kardiale Dekompensation, Dehydratationszustände, Lungenödem, intrakranielle Blutungen.

DOS
- Hirndruck: 3 x 1,5–2,0 ml/kg KG über 30–60 Min. i.v., bei 70 kg = 3 x 100–140 ml. Max. Tagesdosis 7 ml/kg KG
- Beginnendes ANV: 50–75 ml in 5 Min. i.v. bei Diurese 50 ml/h evtl. Wiederholung mit max. 50 ml.

NW Herzinsuffizienz, Lungenödem, Venenreizung.

ZVK sinnvoll (Osmolalität: 1100 mosmol/l).

Metamizol

IND Akute und chronische Schmerzzustände, besonders mit spastischer Komponente (analgetisch-spasmolytische Wirkung). Fieber, das auf andere Maßnahmen nicht anspricht (hervorragende antipyretische Wirkung).

WM Analgetikum aus der Gruppe der Pyrazolderivate mit starken analgetischen, guten antipyretischen und spasmolytischen Eigenschaften. 1 g Metamizol entspricht der analgetischen Wirkung von 2–4 mg Morphin. PK: Wirkungseintritt 20–40 Min., HWZ 3 h, PPB 58 %, Elimination: zu 90 % renal.

KI Überempfindlichkeit gegenüber Metamizol, 1.–3. Schwangerschaftsmonat und in den letzten 6 Wo. (Störung der Hämatopoese, beim Kind vorzeitiger Verschluß des Ductus Botalli möglich), akute hepatische Porphyrie, Hypotonie (RR_{SYST} < 100 mmHg).

DOS Initial: 1,0–2,5 g Novalgin® langsam (max. 1 ml/Min.!) i.v.

NW Intoleranz mit Fieber und Atemwegsobstruktion, anaphylaktischer Schock, toxischer Schock (zu rasche Injektion, und bis zu 1 h später, Auftreten nach i.v.-Gabe 1 : 5000!, gelegentlich Todesfälle), Agranulozytose mit Fieber, Schüttelfrost, Halsschmerzen, Schluckbeschwerden, nekrotisierende Entzündungen im Bereich der Körpereintrittspforten (Auftreten 1 : 1.000.000, hohe Letalität), Übelkeit, Erbrechen.

WW Erhöhte Gefahr der Hypotonie und Hypothermie bei Gabe von Chlorpromazin. Cyclosporinspiegel kann gesenkt werden. Wechselseitige Beeinflussung von Alkohol und Metamizol

- Metamizol besitzt von allen NSAID die höchste analgetische und antipyretische Potenz
- Metamizol nur in schweren Fällen, wenn andere nicht-opioide Analgetika nicht ausreichend wirksam o. kontraindiziert
- Keine Interaktionen mit Alkohol oder Antikoagulantien bekannt
- Rotfärbung des Urins möglich → kein Krankheitswert
- Metamizol ist aufgrund der mit einer hohen Letalität behafteten Gefahr der Agranulozytose nur noch zur kurzfristigen Behandlung zugelassen.

Methyldopa

IND Hypertonie, einschl. Schwangerschaftshypertonie

WM Zentrale α_2-Rezeptorenstimulation. PK: orale Bioverfügbarkeit ca. 25 % (starke interindividuelle Schwankungen), HWZ 1,5 h, Verteilungsvolumen 0,6 l/kg, PPB 10–15 %, Elimination: 30–50 % unverändert renal, Rest in Leber (nach oraler Gabe auch in Darmwand) verstoffwechselt, aktiver Metabolit: Methyldopa-O-Sulfat. Wirkungseintritt erst 2–6 h nach Applikation (gilt auch für i.v.-Gabe), Wirkungsdauer ca. 10–16 h.

KI Akute und chron. Lebererkrankungen (z.B. Leberzirrhose), Depression.

DOS Oral: anfangs 1–3 x tägl. 125 mg, Steigerung bis 2–3 x tägl 250 mg möglich.

NW Sedierung, Allergie, Mundtrockenheit, Ödeme, Orthostase, Schwindel, Bradykardie, Kopfschmerzen, Leberschäden, Depression, hämolytische Anämie.

WW Verstärkung der antihypertensiven Wirkung durch Diuretika, β-Blocker, Procainamid, Chinidin, Phenothiazine; Aufhebung der antihypertensiven Wirkung durch trizyklische Antidepressiva; teilweise Hemmung der Wirkung von Adrenalin; Verstärkung von Ausmaß und Dauer der Wirkung von Noradrenalin.

- Neben Dihydralazin Mittel der 1. Wahl bei der Hypertonie in der Schwangerschaft!
- In 20 % der Fälle positiver Coombs-Test
- Außerhalb der Schwangerschaft als Antihypertensivum meist entbehrlich.

Methylprednisolon

Urbason® solubile

M

IND (1) Wirbelsäulentrauma.
(2) Anaphylaxie, anaphylaktischer Schock, Status asthmaticus.

WM Kurz wirkendes, nichtfluoriertes Glukokortikoid. Ausgeprägte antiallergische, antiphlogistische und membranstabilisierende Eigenschaften. 21-Amino-steroidale Wirkung wird beim sekundären Wirbelsäulentrauma und der damit verbundenen Bindung von freien Radikalen benutzt („Freie-Radikale-Fänger"). PK: orale Bioverfügbarkeit 80–90 %, Wirkdauer 12–36 h, HWZ 1,5–3 h, Elimination: überwiegend renal, 10 % fäkal.

DOS
- (1) Beim Wirbelsäulentrauma (Bracken-Schema, NASCIS-III): initial 30 mg/kg KG i.v. innerhalb der ersten 8 h nach dem Trauma, dann 5,4 mg/kg KG/h über 24–48 h
- (2) Erwachsene: 250–500 mg i.v.
- (2) Kinder: 1–2 mg/kg KG i.v.

NW Bei schneller Injektion: Übelkeit, Hitzegefühl, Rötung, Bläschenbildung; Bei Langzeitanwendung: Vollmondgesicht, Stammfettsucht (Cushing-Syndrom), Muskelschwäche, Muskelschwund, Osteoporose, verminderte Glucosetoleranz, Verschlechterung eines bestehenden Diabetes mellitus, Hormonhaushalt: Amenorrhoe, Hirsutismus, Impotenz; Hautveränderungen: Striae rubrae, Petechien, Ekchymosen, Akne; Magen-Darm-Beshwerden: Ulcus ventriculi; Veränderungen des Immunsystems; Schwindel, Schwitzen, Glaukom, Thromboserisiko ↑, Pankreatitis.

WW Wirkungsverstärkung von Digitalis (Kaliummangel), Wirkungsabschwächung von Antidiabetika, Cumarinderivate, Rifampicin. Vermehrte Kaliumausscheidung bei Saluretika.

Die Verabreichung von Methylprednisolon in hoher Dosierung hat beim Wirbelsäulentrauma einen positiven Effekt auf das neurologische Outcome (Verhinderung des sekundären Rükkenmarkstrauma).

Metoclopramid

IND Übelkeit, Erbrechen, Singultus, Prämedikation vor Narkoseeinleitung, Einsatz von Opiaten, Chemotherapie.

WM Blockierung zentraler Dopamin-D_2-Rezeptoren in der Area postrema → antiemetischer Effekt. Cholinerger Effekt auf die Magen-Darm-Motilität → beschleunigte Magenentleerung und Dünndarmpassage. PK: orale Bioverfügbarkeit 76±11 %, HWZ 4–5 h, PPB < 10 %, Elimination: 20 % werden unverändert, Rest renal ausgeschieden, Rest nach hepatischem Metabolimus.

KI Keine Anwendung bei Kindern < 2 Jahren (wegen extrapyramidaler NW), mechanischer Ileus, Epilepsie, Schwangerschaft im I. Trimenon, später strenge Indikationsstellung; Stillzeit.

DOS
- Initial: 1–3 Amp. =10–30 mg i.v., i.m.
- Kinder < 14. Lj.: 0,1 mg/kg KG

NW Müdigkeit, extrapyramidale Reaktionen; akute Dystonie, Akathisie (nur bei höherer Dosierung), Diarrhoe, Hyperprolaktinämie, Gynäkomastie, Zyklusstörungen..

WW Neuroleptika (Verstärkung der extrapyramidalen NW), Anticholinergika (Wirkungsabschwächung), Resorption von Digoxin und Cimetidin kann vermindert, die Paracetamol, Ethanol und Antibiotika vermehrt werden.

- Kombination mit Butylscopolamin und Triflupromazin möglich
- Antidot: Bei Dyskinesien 1/2–1 Amp. Biperiden (Akineton®) langsam i.v., bei gastrointestinalen NW Parasympatholytika: Atropin oder Butylscopolamin
- Evtl. Verkürzung des Spritz-Eß-Abstandes bei IDDM notwendig.

Metoprolol

Beloc®, -mite®

IND KHK, Z.n. Myokardinfarkt, Hypertonie, absolute Arrhythmie mit schneller Überleitung, Vorhoftachykardie, Sinustachykardie bei Hyperthyreose, Digitalisintoxikation mit Vorhoftachykardie.

WM β-Blocker, Antiarrhythmikum der Klasse II. Selektive Blokkierung der β_1-Rezeptoren, keine unspezifische Membranwirkung, keine intrinsische Aktivität. Ther. Wertigkeit: Vorhof +, AV-Knoten ++, akz. Bahn 0, Ventrikel (+), Sinusfrequenz ↓, PQ-Zeit ↑, QRS-Dauer ↔. PK: orale Bioverfügbarkeit ca. 40 % (hepatischer First-pass-Metabolismus), HWZ 3–6 h (interindividuell variabel bei genetischem Polymorphismus), PPB 12 %, Elimination: 10 % unverändert renal, Rest in der Leber teilweise zu (schwächer wirksamen) pharmakologisch aktiven Metaboliten metabolisiert.

KI Schwere Herzinsuff., Sinusknoten-Syndrom, AV-Block II.° und III.°, Bradykardie, Phäochromozytom (vorher α-Blocker geben). Rel.: Asthma bronchiale, obstruktive Bronchitis, AV-Block I.° (bis PQ-Zeit < 0,23 Sek.).

DOS
- I.v.: Applikation bei tachykarden Herzrhythmusstörungen: 1–2 Amp. = 5–10 mg langsam i.v. (1 mg/Min.). Nach 5–10 Min. Wiederholung möglich, max. Dosis 20 mg tägl.
- P.o.: Hypertonie: 2 x 1 Tbl. à 50 mg tägl.; KHK: 1–2 Tbl. à 50 mg tägl.; Tachykarde Arrhythmien: 1–2 x 1 Tbl. à 100 mg tägl.

NW Auch bei β_1-Selektivität Bronchialobstruktion möglich. Hypotonie, Müdigkeit, Alpträume, Depression (wegen Lipophilie sind diese zentralnervösen NW möglich).

WW Antidiabetika (Verstärkung der hypoglykämischen Wirkung mit Maskierung der Symptome der Unterzuckerung), Verstärkung des kardiodepressiven Effekts durch Ca^{2+}-Antagonisten (nicht bei Nifedipin) und anderen Antiarrhythmika; Verstärkung Antihypertensiva; Serumspiegel durch Cimetidin um 50 % erhöht.

- Anwendung in der Schwangerschaft erlaubt
- Nicht i.v. applizieren bei gleichzeitiger Therapie mit Ca^{2+}-Antagonisten
- Vorsicht bei Kombination mit Antiarrhythmika mit starker Leitungsblockierung (Klasse IA, Klasse III).

Mexiletin

Mexitil®, -mite®

IND Ventrikuläre Tachyarrhythmien.

WM Antiarrhythmikum der Klasse IB. Wirkt auf heterotope Reizbildung distal des His-Bündels durch direkte Membranstabilisierung → Hemmung des transmembranären Na^+-Einstroms → Abnahme der Depolarisationsgeschwindigkeit. Sinusfrequenz ↔, PQ-Zeit ↔, QRS-Dauer ↔ - ↑, Ther. Wertigkeit: Vorhof 0, AV-Knoten 0, akz. Bahn 0, Ventrikel +++. PK: orale Bioverfügbarkeit 90 %, HWZ 10–20 h (interindividuell unterschiedlich), PPB 65 %, Elimination: 5–20 % unverändert renal (in Abhängigkeit vom Urin-pH, vermehrt bei saurem pH), Rest hepatisch metabolisiert. Max. Plasmaspiegel nach 1,5 h; Ther. Plasmakonz. 0,5–2 mg/l (2,8–11,2 µmol/l).

KI Schwere Herzinsuff., Myokardinfarkt (erste 3 Mon., Ausnahme sind schwere ventr. Herzrhythmusstörungen), SA-, AV- oder intraventrikuläre Leitungsstörungen mit kritischen Bradykardien ohne Schrittmacher, Schwangerschaft.

DOS I.v.: 3/4 Amp. = 187 mg = 7,5 ml über 15 Min. i.v. (Monitoring), anschließend Perfusor: 2 Amp. à 10 ml = 500 mg auf insgesamt 50 ml mit NaCl 0,9 %. Beispiel 70 kg: 15 ml/h für 3,5 h (=150 mg/h), anschließend 3,5 ml/h = 35 mg/h = 0,5 mg/kg bis zu 12 h.

NW GIT: Übelkeit, Erbrechen, Durchfall. ZNS: Schwindel, Ataxie, Verwirrtheitszustand, Tremor, Doppelbilder, Krämpfe, Allergie, AV-Block II.° und III.°, Bradykardie, Herzinsuff., VES, Lungenödem.

WW Antazida und Atropin verschlechtern Resorption; Metoclopramid steigert Resorption; Rifampicin und Phenytoin beschleunigen Abbau in der Leber; Bei gleichzeitiger Cimetidin-Medikation Dosisreduktion von Mexiletin.

- Keine Kombination mit Antiarrhythmika der Gruppe IB (Lidocain!), Kombination mit der Gruppe IA, II und IV möglich
- Dosisreduktion bei schwerer Leber- oder Niereninsuff. bis 75 %

- Keine Wirkung auf supraventrikuläre Rhythmusstörungen
- Geringe Gefahr bei QT-Syndrom
- Verlängerung der Sinusknotenerholungszeit
- **Cave:** Einfluß auf His-Leitung, daher Vorsicht bei z.B. Rechtsschenkelblock + LAHB. Bei vorbestehenden intraventr. Erregungsleitungsstörungen (Schenkelblock) EKG-Kontrollen bei Therapiebeginn und im Verlauf, um höhergradige AV-Leitungsstörungen zu erkennen
- Bei neu aufgetretenem Schenkelblock absetzen
- Bei p.o.-Medikation Aufsättigungsdosis erforderlich
- Bei Spiegelbestimmungen zur Feststellung der individuellen HWZ Blutentnahmen nach 4 h und 7,5 h erforderlich
- Antidot:

– Bradykardie: Atropin
– Krampfanfall: Diazepam, Clonazepam.

Midazolam

IND Narkoseeinleitung und -aufrechterhaltung, zur Ataraktanalgesie mit Ketanest® (Ketamin), Sedierung bei Eingriffen mit oder ohne LA, z.B. Reposition, Analgosedierung von Beatmungspatienten.

WM Wasserlösliches Benzodiazepinderivat. Hemmung der GABAergen Übertragung. Wirkt dosisabhängig sedierend, angstlösend, muskelrelaxierend und antikonvulsiv. PK: orale und rektale Bioverfügbarkeit ca. 50 % (Alternativen zur „invasiven" Applikationsart der i.v.- oder i.m.-Gabe), Wirkungseintritt i.v. 3 Min., i.m./rektal 10 Min, Wirkdauer 1–2 h, HWZ 2–3 h (bei Langzeitther. und hohen Dosen länger), PPB 96 %, Elimination: hepatische Hydroxylierung und Konjugation.

KI Akute Intoxikation mit Alkohol und Psychopharmaka, Überempfindlichkeit gegenüber Benzodiazepinen, Myasthenia gravis, Früh- und Neugeborenes (bis 4. Monat), Engwinkelglaukom.

DOS
- Ataranalgesie: Prämedikation mit 0,5 mg Atropin i.v.; 0,15–0,2 mg/kg KG Dormicum® und 0,25–0,5 mg/kg KG Ketanest® (Ketamin) i.v.
- Sedierung: 2,5–5 mg i.v.; 0,05–0,1 mg/kg KG i.m.
- Sedierung bei Beatmung: 15 mg Dormicum® auf 50 ml NaCl 0,9 % mit 2–15 mg/h = 7–50 ml/h.

NW Geringer RR-Abfall, Atemdepression bis Atemstillstand bei schneller i.v. Gabe, Zustandsverschlechterung bei endogener Psychose, Schizophrenie.

WW Verstärkung des sedierenden Effekts in Kombination mit Alkohol, Psychopharmaka, Hypnotika, Opioiden. Wirkungsverstärkung von Muskelrelaxantien, Analgetika, Antihypertonika, Vasodilatantien.

- Achtung!: bei älteren Pat ist bei schneller i.v.-Gabe ein Atemstillstand möglich
- Doppelte Wirkstärke und kürzere Wirkdauer im Vergleich zu Diazepam
- Antidot: Flumazenil (Anexate®).

Molsidomin

IND Angina pectoris, Vorlastsenkung beim akuten Myokardinfarkt, Herzinsuff., pulmonaler Hypertonus.

WM Sydnomin-Derivat. Das Prodrug Molsidomin wird hepatisch zum aktiven Metaboliten SIN-1A (Linsidomin) verstoffwechselt. → NO-Freisetzung. Venöse Dilatation, Erweiterung der epikardialen Gefäße durch direkten Gefäßangriff. PK: orale Bioverfügbarkeit 44 %, Wirkungseintritt 30–60 Min., Wirkungsdauer 3–4 h, HWZ 1,5–4,5 h, Elimination: zu 95 % renal, Rest fäkal.

KI Hypotonie, Schock, 1. Trimenon der Schwangerschaft.

DOS Perfusor: initial 2–4 mg i.v., danach Perfusor mit 10 Amp. à 2 mg = 20 mg auf 50 ml NaCl 0,9 % mit 1–4 mg/h = 2,5–10 ml/h.

NW RR-Abfall, HZV-Erniedrigung. Initial Kopfschmerzen, Schwindel, Übelkeit, Allergie (Exanthem, Bronchialobstruktion).

WW Wirkungsverstärkung von Antihypertensiva, Diuretika, Alkohol.

- I.v.-Applikation nur in lichtgeschützter Perfusorspritze und -leitung
- Keine Toleranzentwicklung wie bei Glyceroltrinitrat zu erwarten
- Antidot: bei starkem Blutdruckabfall Orciprenalin oder Atropin i.v.

Morphin

Morphin Merck®, MST®, MSI® (BtMVV)

M

IND Stärkste Schmerzzustände, z.B. Myokardinfarkt, Lungenstauung infolge akuter Linksherzinsuff.

WM Opiatagonist mit starker analgetischer, sedierender und antitussiver Wirkung. Tonuszunahme der glatten Muskulatur. Einfluß auf den Kreislauf: RR ↓, Vorlast ↓ (durch Venodilatation), Einfluß auf die Atmung: Atemfrequenz ↓, CO_2-Empfindlichkeit ↓, PK: orale Bioverfügbarkeit ca. 30 % (hepatischer First-pass-Metabolismus, hohe interindividuelle Variabilität), Wirkungseintritt 1–2 Min., Wirkdauer 2–4 h, HWZ 3 h, PPB 30 %, Elimination: 10 % unverändert renal, Rest vorwiegend nach Glucuronidierung, dabei zum größten Teil (5 %) Bildung des aktiven 6–0-Glucuronids, das bei Niereninsuff., kumulieren kann und eine vorsichtige Reduktion der Morphindosis erforderlich macht.

KI Überempfindlichkeit gegen Morphin, akute hepatische Porphyrie, Schwangerschaft und Stillzeit (nur bei strenger Indikationsstellung), ausgeprägte zentral bedingte Atemdepression, Gallenkoliken, Vorsicht bei i.v.-Gabe bei Pat. mit schwerer KHK.

DOS
- Dosierung abhängig vom Schweregrad der Schmerzen, übliches Dosierungsintervall bei i.v.-Gabe 4 h, bei oraler Einnahme 8 h.
- Initial: 5–10 mg (verdünnt mit Aqua ad inject. 1 : 10), je nach Schmerzintensität, langsam i.v. Bei Übelkeit zusätzlich 1 Amp. = 10 mg Metoclopramid (z.B. Paspertin®) i.v.
- Perfusor: 1 Amp. à 100 mg auf 50 ml NaCl 0,9 % mit 1–4 mg/h = 0,5–2 ml/h.
- Tageshöchstmengen (Anhaltswerte, Klinik entscheidet): parenteral: 100 mg, oral: 300 mg.

NW Sedierung, Somnolenz, selten Erregungszustände, zentrale Atemlähmung (bei zu schneller Injektion), Bradykardie, Übelkeit, Erbrechen, Vasodilatation (venöses Pooling), RR-Abfall.

WW Wirkungsverstärkung durch zentraldämpfende Pharmaka. Evtl. Verstärkung durch MAO-Hemmer. Verstärkung des blutdrucksenkenden Effekts durch Antihypertonika und Phenothiazin-Neuroleptika.

- Medikament der Wahl bei akutem Myokardinfarkt (Vorlastsenkung → Entlastung des kleinen Kreislauf)
- Mit steigender Dosierung verstärken sich die Morphin-Wirkungen und Nebenwirkungen „ohne Obergrenze"
- Antidot: Naloxon i.v.

Naloxon

Narcanti®

IND Atemdepression und Dämmerzustände durch Opiate und synthetische Narkotika, z.B. Fentanyl, Methadon, Pentazocin, Dextropropoxyphen, Tilidin. Atemdepression beim Neugeborenen, wenn die Mutter unter der Geburt Opiate erhalten hat. Zur DD bei V.a. Opiatintoxikation (z.B. bewußtloser Pat. mit Hinweisen auf eine Opiatabhängigkeit).

WM Spezifischer Opioidantagonist, der kompetetiv auf alle Subtypen von Opioidrezeptoren wirkt. Naloxon blockiert die Wirkung der Opioidagonisten. PK: Wirkungseintritt 1–2 Min., Wirkdauer 15–90 Min. (abhängig von der Konzentration des Opiates), HWZ 1–1,5 h, PPB 32–45 %, Elimination: hepatischer Metabolismus, hauptsächlich renale Ausscheidung.

KI Relativ: Schwangerschaft (plazentagängig), vorbestehende Herzerkrankung.

DOS
- Bei Opiatüberdosierung nach dem Titrationsverfahren: initial 1 Amp. = 0,4 mg langsam i.v., Wiederholung nach 2–3 Min. bis 10 mg möglich.
- Kinder: 0,01 mg/kg KG langsam i.v., evtl. auch i.m.

NW Bei Abhängigen akutes Entzugssyndrom. Bei zu schneller Injektion: Übelkeit, Erbrechen, RR ↑; bei mehr als 3 µg/kg KG Naloxon i.v., Schwitzen, Schwindel, Tremor, Krampfanfall, Asystolie. Vereinzelt allergische Reaktionen.

WW Keine bekannt.

- Vermeidung von Übelkeit und Erbrechen: Naloxon langsam über ca. 30 Sek. i.v. injizieren
- **Cave:** Die Gabe von Naloxon ersetzt keine Wiederbelebungsmaßnahmen beim Neugeborenen.
- Erhöhte Vorsicht bei V.a. Opiatabhängigkeit: z.B. Pat. vor Injektion in Bauchlage fixieren
- Wegen kurzer HWZ von Naloxon im Gegensatz zum Opiat: sorgfältige Nachbeobachtung. Pat. immer transportieren!
- Falls nach insgesamt 10 mg Naloxon keine Reaktion erfolgt, liegt wahrscheinlich keine Opiatintox. vor

- Aus sozio-kriminologischen Gesichtspunkten sollte man sich gut überlegen, ob man einem Abhängigen, der keine Atemdepression aufzeigt, einen „100-DM-Schuß" antagonisiert → Beschaffungskriminalität/-prostitution!

Natriumchlorid

Isotone Kochsalzlösung 0,9 % Braun®

N

IND Isotone Dehydratation, hypertone Dehydratation zur Initialtherapie, z.B. Coma diabeticum, hypotone Dehydratation, Lösungsmittel für Arzneimittel, Offenhalten peripher- und zentralvenöser Zugänge.

WM Isotone Flüssigkeitssubstitution.

KI Hypernatriämie, Hyperhydratationszustände.

DOS Bis 500 ml/h i.v.

NW Venenreizung, akute Herzinsuff., Lungenödem, Hypernatriämie bei Überdosierung.

WW Keine bekannt.

Natriumhydrogencarbonat

IND Metabolische Azidose

WM Bindung von H^+-Ionen mit Umwandlung zu Kohlendioxid und Wasser; Abatmung und renale Elimination.

KI Alkalose, Hypokaliämie.

DOS
- Nach BGA: Natriumhydrogencarbonat-Menge 8,4 % mmol = ml = Basendefizit (-BE) x 0,3 x kg KG

! Um Überkorrekturen zu vermeiden, nur die halbe Menge geben, Rest nur nach wiederholter BGA.

NW Bei Überdosierung: Alkalose mit lebensbedrohlicher Rhythmusstörung, Verstärkung einer vorbestehenden Hypokaliämie, Erniedrigung der freien Ca^{2+}-Konzentration mit Gefahr der Tetanie bei Hypokalzämie und CO_2-Retention bei respir. Insuff. Bei periphervenöser Applikation: Reizungen, Entzündungen, Thrombosen; bei paravenöser Gabe: Nekrosen.

WW Wegen des stark alkalischen pH-Wertes ist Natriumhydrogencarbonat mit den meisten Arzneimitteln inkompatibel. Über die Erhöhung des pH-Wertes in Magen und Harn kann die Resorption und die Ausscheidung von schwachen Säuren und Basen beeinflußt werden. Ca^{2+}-, Mg^{2+}- und phosphathaltige Lösungen (Ausfällungen möglich), Barbiturate (Beschleunigung der renalen Elimination); Gluco-, Mineralocorticoide, Androgene, Diuretika (zusätzliche Tendenz zur Hypokaliämie durch renale Kaliumverluste); renal elimierte Substanzen, z.B. Ciprofloxacin (Beeinflussung der Löslichkeit dieser Substanzen möglich).

- Nicht über denselben Zugang mit Katecholaminen infundieren
- Hohe Natriumbelastung
- Stets langsamen Azidoseausgleich vornehmen, initial (blind) nicht mehr als 75 mmol = 75 ml
- Im Gegensatz zum Trispuffer auch bei Niereninsuff. applizierbar
- Wegen extrazellulärem Verteilungsraum gute Steuerung möglich.

Natriumphosphat

Natriumphosphat Braun®

IND Hypophosphatämie im Rahmen der parenteralen Ernährung (< 0,7 mmol/l) einer Sepsis, Pankreatitis, Leberzirrhose, Alkoholismus; Coma diabeticum. Bei hyperkalzämischer Krise Medikament der letzten Wahl.

KI Hypernatriämie (> 120 mmol/l), Hyperphosphatämie, Hypokalziämie, Störung der Nierenfunktion, Hyperhydratationszustände.

DOS
- Substitution nach Defizit, z.B. bei Coma diabeticum, Max. Tagesdosis 100 mmol, max. 20 mmol/h

! Der durschnittliche Phosphatbedarf eines Intensivpatienten beträgt 0,7–1 mmol/kg KG/d.

NW Bei Überschreiten des Löslichkeitsproduktes von Ca^{2+}/PO_4^{3-} Ausfällung im Gewebe, Venenreizung, Bei Überdosierung Hyperkaliämie, Hyperphosphatämie, Hypernatriämie.

WW Phosphat-, Carbonat,- Calciumhaltige Lösungen (Ausfällung).

- Stets über ZVK applizieren
- Bei Coma diabeticum errechnete K^+-Dosis aufgeteilt in KCl und KH_2PO_4 applizieren
- Einsatz bei hyperkalzämischer Krise heutzutage wegen der erheblichen NW und zur Verfügung stehender medikamentöser Alternativen in der Regel nicht mehr erforderlich
- **Cave:** Vorsicht mit Phosphatgabe bei Niereninsuff.
- Antidot: bei kardialen NW im Rahmen einer Hyperkalziämie konzentrierte NaCl-Lösung z.B. 10–20 ml NaCl 5,85 % applizieren.

Natriumthiosulfat Köhler®

Natriumthiosulfat

IND
- I.v.: bei Intoxikation mit Blausäure, Rauchgas, N-Lost und S-Lost (Alkylantien), Stickoxiden, alipathische und aromatische Nitroverbindungen
- P.o.: bei Intoxikation mit Oxidationsmitteln (Kaliumpermanganat, Silbernitrat, Jodverbindungen, Peroxide) und Bromat zur Magenspülung
- Bei Quecksilbersalzen nach Magenspülung.

WM Bildet als Schwefeldonator ungiftige Schwefelverbindungen und unterstützt so die körpereigene Entgiftung.

KI Relative KI: Asthmatiker mit bekannter Sulfit-Überempfindlichkeit.

DOS
- Bei Zyanidintoxikation: 3,5–7 g (3,5–7 Amp.) sofort nach 4-DMAP® langsam i.v. (50–100 mg/kg KG bis max. 500 ml/kg KG i.v.)
- Bei Alkylantien-Intoxikation: 100–500 mg/kg KG (bei 70 kg Pat. max. 35 g), Kinder: 50–100 mg/kg KG i.v.
- P.o.: 1 % Lösung (50 g Natriumthiosulfat auf 5 l Wasser) zur Magenspülung (Bei Quecksilberintoxikation 250 ml davon nach Magenspülung).

NW Bei zu schneller i.v.-Injektion RR-Abfall möglich. Brechreiz, Asthmaanfall, Bewußtseinsstörungen, Schock, Durchfall.

WW Ausfällung in Phosphat-, Carbonat-, Calcium-haltigen Medikamenten.

Im Gegensatz zu 4-DMAP auch bei Mischintoxikation mit CO anwendbar.

Nifedipin

Adalat®

IND Instabile Angina (Präinfarktsy., vasospastische Angina, Prinzmetal-Angina, Ruheangina). Infarkt mit spastischer Komponente (rezidivierende ST-Hebungen). Hypertensive Krise/Notfall.

WM Dihydropyridin-Derivat. Blockade des Ca^{2+}-Einstroms durch langsame Kanäle (L-Kanal) in glatter Muskulatur und Myokard. Erweiterung der venösen und vor allem der arteriellen Gefäße → Afterload-Senkung >> Preload-Senkung → bessere Koronardurchblutung → O_2-Angebot ↑. Durch geringe negative Inotropie sinkt zus. der myokardiale O_2-Verbrauch. PK: rasche ösophageale und enterale Resorption nach oraler Applikation. Orale Bioverfügbarkeit 45–56 % (First-pass-Metabolismus). Wirkungseintritt 3–5(-10) Min., Wirkdauer 4–6 h, HWZ 2–6 h, PPB 95–98 %, Elimination: überwiegend renale Elimination, hepatische Oxidation zu inaktiven Metaboliten.

KI Höhergradige Herzinsuff., HOCM, höhergradige Aortenstenose, Hypotonie, Schwangerschaft (im Tierversuch bei hohen Dosen teratogene und embryotoxische Wirkung beobachtet), Stillzeit.

DOS
- P.o.: 1 Kaps. (10 mg) zerbeißen lassen, oder Kapsel aufstechen, in den Mundraum ausdrücken und schlucken lassen.
- Perfusor: 1 Inf.-Flasche à 5 mg = 50 ml; Bolusgabe mit 0,5–1 mg/h = 5–10 ml/5 Min. = 60–120 ml/h, dann 6,3–12,5 ml/h = 0,63–1,25 mg/h unter laufender RR-Kontrolle

NW Reflektorische Tachykardie, RR ↓, neg. Inotropie, „steal Phänomen“ (umstritten!), Übelkeit, Erbrechen, Juckreiz, Kopfschmerzen, Schwindel, Flush, Venenreizung bei i.v.-Gabe.

WW Antihypertonika, β-Blockern, trizyklische Antidepressiva, Cimetidin, Ranitidin.

- Auslösung von retrosternalen Schmerzen durch Reflextachykardie möglich → bei Nitrendipin (Bayotensin® akut) nicht so stark ausgeprägt
- Anwendung nur bei RR > 100 mmHg und Frequenz < 120/Min.
- *bei RR-Abfall:* Dopamin, Dobutrex (wegen drohender kardialer Überlastung keine Volumengabe); *bei bradykarden Herzrhythmusstörungen:* Atropin, evtl. transthorakaler SM.

Nimodipin

IND Prophylaxe und Therapie zerebraler Gefäßspasmen bei SAB

WM Dihydropyridin-Derivat. Ca^{2+}-Antagonist mit „relativer Selektivität" für Hirngefäße. PK: orale Bioverfügbarkeit 10 % (First-pass-Metabolismus), HWZ 1–2 h, Verteilungsvolumen ca. 1 l/kg, PPB 95 %, Elimination: fast vollständig hepatisch metabolisiert.

KI Schwangerschaft, ausgepr. Hypotonie (RR_{SYST} < 100 mmHg).

DOS
- Perfusor: 50 ml = 10 mg mit 15 µg/kg KG/h für 2 h initial = 5 ml/h bei 70 kg KG, danach Erhöhung auf 10 ml/h (RR-Kontrolle!). Dauer der i.v.-Therapie 14 d oder bis keine Vasospasmen mehr nachweisbar sind.
- P.o.: 6 x 2 Tbl. täglich für 7 d im Anschluß an die i.v.-Therapie.

NW RR-Abfall, Bradykardie, Tachykardie, Extrasystolen, Kopfschmerzen, Nierenfunktionsverschlechterung, Herzrhythmusstörungen, Transaminasenanstieg, GIT-Beschwerden bei oraler Anwendung, Venenreizung.

WW Wirkungsverstärkung von Antihypertensiva; Verschlechterung der Nierenfunktion bei Kombination mit nephrotoxischen Medikamenten (z.B. Aminoglykoside, Cephalosporine).

- Stets über ZVK applizieren
- Tägl. Therapiekontrolle durch die transkranielle Dopplersonographie
- Zur Vasospasmusprophylaxe soll die Vorbehandlung nicht später als 4 d nach der Blutung beginnen
- Therapie auch im Stadium I nach Hunt und Hess, wenn Gefäßspasmen im transkraniellen Doppler nachweisbar sind, obwohl kein neurologisches Defizit vorliegt
- Lichtgeschützt applizieren (schwarze Perfusorspritze und Infusionsleitung).

Nitrendipin

Bayotensin® akut

IND Hypertensive Krise.

WM Dihydropyridin-Derivat. Hemmung des transmembranären Ca^{2+}-Einstrom in die glatten Muskelzellen → peripherer Gefäßwiderstand ↓, RR ↓. PK: orale Bioverfügbarkeit ca. 70 %, Wirkungseintritt 2–3 Min., Wirkdauer ca. 1 h, HWZ 10,4 h, PPB 96–98 %, Elimination: hepatische Metabolisierung, renale Ausscheidung.

KI Dekompensierte Herzinsuffizienz, instabile Angina pectoris, Schwangerschaft, höhergradige Aortenstenose, HOCM.

DOS Inhalt einer Phiole (5 mg) in den Mund ausdrücken und schlucken lassen, ggf. nach 30–60 Min. wiederholen.

NW Gesichtsrötung, Wärmegefühl, Kopfschmerzen, Juckreiz, Müdigkeit, Übelkeit, Tachykardie (selten), Herzrasen, pectanginöse Beschwerden.

WW Wirkungsverstärkung durch β-Blocker, Antihypertensiva, Digoxin-Plasma-Spiegel ↑, Grapefruitsaft hemmt den oxidativen Abbau (verstärkte Blutdrucksenkung).

- Reflextachykardien sind bei Nitrendipin wesentlich seltener als bei Nifedipin.
- Antidot: 10 ml Calciumglukonat 10 % langsam i.v.
  - Bei Bradykardien: Atropin oder Alupent®
  - Bei extremer Hypotonie: Dopamin Giulini® oder Arterenol®.

Nitroprussidnatrium

IND Hypertensive Krise, Aortendissektion, intraoperative kontrollierte Hypotension, hyperkinetischer Myokardinfarkt, maligne und therapieresistente Hypertonie.

WM Vasodilatation durch direkten Angriff an der glatten Gefäßmuskulatur. PK: Plasma-HWZ 2 Min., Wirkungseintritt mit Beginn der Infusion, Wirkungsende mit Infusionsende, beim Abbau von Nitroprussidnatrium entsteht Cyanid, das mit Hilfe von zugeführten Thiosulfat in das weniger giftige Thiocyanat umgewandelt wird. Nitroprussidnatrium, Cyanid und Thiocyanid sind renal eliminierbar.

KI Aortenisthmusstenose, schwere metabolische Azidose, Hypothyreose, Hypovolämie, Vitamin-B_{12}-Mangel, Leber Optikusatrophie, strenge Indikationsstellung in Schwangerschaft und Stillzeit.

DOS
- Initial: 1 ml/h unter minütlicher RR-Kontrolle, je nach Wirkung langsame Dosissteigerung
- Perfusor: 60 mg mit 0,9 % Natriumzitrat auflösen, auf 50 ml mit 5%iger Glukose 0,3–6 µg/kg/Min. Bei 70 kg z.B. 21–560 µg/Min. = ca. 1–28 ml/h.

NW Tachykardie, Gefahr der Cyanidvergiftung, Gefahr der Thiocyanatvergiftung besonders bei Niereninsuff., Muskelzukkungen, Schwächegefühl, Schwindel, Erbrechen.

WW Vasodilatatoren, Antihypertensiva, Sedativa, Narkotika (verstärkter RR-Abfall).

- Stets mit Natriumthiosulfat im Verhältnis 1 : 10 kombinieren
- Stärkster Vasodilatator mit ausgeprägter RR-Senkung, daher minütlich RR-Kontrolle, besser kontinuierliches art. RR-Monitoring
- Stets lichtgeschützt infundieren
- Therapie nicht > 2 d ohne Kontrolle der Cyanid-Plasmakonzentrationen (Toxizitätsgrenze 1 mg/l) und Thiocyanat (Toxizitätsgrenze 60 mg/l)
- Stets vor Therapie ZVK legen
- Wirkt auf arterielle und venöse Strombahn

- Einsatz besonders günstig bei Linksherzinsuff. und Hypertonie
- Antidot:
- – Bei RR-Abfall: Dopamin
- – Bei Zyanidvergiftung: 3–4 mg/kg KG 4-DMAP® i.v.
- – Bei Thiocyanatvergiftung: Dialyse.

H-Insulin Hoechst®, Humaninsulin® Normal (Lilly)

Normal-Insulin

IND Hyperglykämie, Einleitung einer Insulintherapie, IDDM, Intermittierende Insulinbehandlung (OP, Infekte), Weiterführung einer Insulintherapie bei Typ I Diabetikern, Hochdosierte Glukoseinfusion zur parenteralen Ernährung.

WM Verbesserung der Glukoseaufnahme in die Zelle, Erhöhung der Glykogenbildung, Stimulierung der Eiweiß- und Fettbildung. Wirkdauer: HWZ bei i.v.-Gabe 3–10 Min., bei s.c. Applikation je nach Insulinmenge bei ca. 10 IE 6–9 h, Wirkungsmaximum nach 1–3 h.

KI Hypoglykämie, Insulinom.

DOS
- Einzeldosen im allg. 8 bis max. 24 IE s.c. im Koma i.v.
- Perfusor: 50 IE auf 50 ml 0,9 % NaCl, Dos. nach BZ, meist zwischen 2–6 IE/h = 2–6 ml/h
- Parenterale Ernährung: 500 ml 50 %ige Glukose + 32 IE Humaninsulin + 40 mmol KCl mit 20–60 ml/h.

NW Hypoglykämie bei Überdosierung, allerg. Reaktionen, Lipodystrophie.

WW Wirkungsabschwächung durch trizyklische Antidepressiva, Heparin, Isonikotinsäurehydrazid, orale Kontrazeptiva, Kortikoide, Nikotinsäure und Derivate, Phenothiazine, Phenytoin, Saluretika, Sympathikomimetika; Wirkungsverstärkung durch α-Blocker, ASS, Clofibrat und Derivate, Cyclophosphamid, Fenfluramin, Methyldopa, Tetrazykline; Bei gleichzeitiger β-Blockertherapie verminderte Wahrnehmung und Verlängerung einer möglichen Hypoglykämie.

Bei Insulintherapie stets Verschiebung von K^+ nach intrazellulär berücksichtigen.

Noradrenalin

IND Schock durch Vasodilatation (z.B. septischer Schock, neurogener Schock). Erniedrigter peripherer Widerstand (z.B. bei Histaminausschüttung im Rahmen eines anaphylaktischen Schocks). Antidot bei Überdosierung von Vasodilatatoren. Therapieresistente Hypotonie, orthostatische Dysregulation.

WM Sympathomimetikum mit stärkerer Wirkung auf α_1- als auf β_1-Rezeptoren. Ausgeprägt arterielle Vasokonstriktion bei geringer Steigerung der Herzkraft. Die Herzfrequenz bleibt konstant, oder sinkt gering; kaum arrhythmogen. PK: Wirkungseintritt sofort, Wirkdauer 1–2 Min., HWZ 2 Min.; Elimination 3–15 % unverändert renal, Aufnahme in adrenerge Neurone möglich, hauptsächlich jedoch Methylierung, Oxidation und Konjugation an Glucuron- oder Schwefelsäure.

KI Tachykardie, Hypertonie, Phäochromozytom, Engwinkelglaukom, Prostataadenom, paroxysmale Tachykardie, Asthmatiker mit Sulfit-Überempfindlichkeit.

DOS
- Initial: 1/3 Amp. = 0,3 mg i.v. (hierzu eine Amp. auf 10 ml NaCl 0,9 % verdünnen), dann 3–8 ml injizieren
- Perfusor: 0,05–0,3 μg/kg KG/Min., Verdünnung: 5 Amp. mit NaCl. 0,9 % auf 50 ml verdünnen (100 μg/ml). Bei 70 kg Pat. 3,5–21 μg/Min. = 0,21–1,26 mg/h = 2,1–12,6 ml/h.

NW Angstgefühl, Zittern, Hautblässe, Herzklopfen, pectanginöse Beschwerden, Hyperglykämie, zu starker RR-Anstieg, ventrikuläre Rhythmusstörungen bis zum Kammerflimmern.

WW Wirkungsverstärkung durch trizyklische Antidepressiva, Atropin, Theophyllin, Verstärkung der blutzuckersenkenden Wirkung von Antidiabetika, Halothan (Rhythmusstörungen). β-Blocker (Wirkungsabschwächung).

- **Cave:** Wegen der starken vasokonstriktorischen Wirkung darf Arterenol nur über einen ZVK gegeben werden
- Kombination mit Dopamin und Dobutamin möglich
- I.v. nur kurzfristig bei sonst nicht behebbarer Schocksymptomatik

- Bei paravenöser Injektion sind Nekrosen möglich → mit NaCl 0,9 % umspritzen
- Bei kardiogenem Schock: Verbesserung der Koronarperfusion
- Antidot: α-Rezeptorenblocker, z.B. 5–10 mg Dihydralazin über 5 Min. i.v.

Obidoxim

IND Alkylphosphatintoxikation:
- Sehr gute Wirkung bei Parathion (Nitrostigmin®, E 605 forte®), Phosphamidon (Dimecron 20®)
- Gute Wirkung bei Demeton-S-Metylsulfoxid (Metasystox®), Trichlorphon (Diptrex®)
- Schlechte Wirkung bei Dimethoat (Rogor®, Roxion®), Endothion, Formothion, Malathion, Mevinhos.

WM Reaktivator der Cholinesterase durch Dephosphorylierung des aktiven Zentrums. PK: HWZ 2 h, Elimination: unverändert renal.

KI Intoxikation mit Carbamaten (z.B. Temik® 5G).

DOS Initial: 1 Amp. = 250 mg (4 mg/kg KG) i.v. 5 Min. nach Gabe Atropin i.v., kann in Abständen von 2 h 1–2 mal wiederholt werden.

NW Hitze- und Spannungsgefühl im Kopf, Tachykardie, Überempfindlichkeitsreaktionen (Kälteempfinden, Übelkeit).

- **Cave:** Immer auf ausreichenden Eigenschutz achten!
- **Cave:** Initial 2–5 mg Atropin i.v., alle 3–5 Min. wiederholen bis Rückgang der Bronchialsekretion, dann Obidoxim (Toxogonin®) i.v.

Omeprazol

IND Therapierefraktäre Magenulzera (Malignität vorher ausschließen), Therapierefraktäre Duodenalulzera, Zollinger-Ellison-Syndrom, Refluxsösophagitis, obere GIT-Blutung, Streßulkusprophylaxe bei vital bedrohten Pat.

WM Hemmung der H^+/K^+-ATPase der Belegzellen („Protonenpumpenhemmer"). Omeprazol ist ein Prodrug und reichert sich in Geweben mit niedrigem pH (Belegzelle) an. Hier erfolgt Umwandlung in den aktiven Metaboliten. PK: orale Bioverfügbarkeit 50–65 %, HWZ 1 h, PPB 95 %, Elimination: nach fast vollständiger Verstoffwechselung der Metabolite im Urin.

KI Schwangerschaft, Stillzeit.

DOS I.v.: zunächst 2 x 1 Amp. = 2 x 40 mg tägl., dann 1 Amp. tägl. i.v. Bei akuter oberer GIT-Blutung 80 mg Bolus i.v., danach 3 x 40 mg tägl. i.v.

NW Endokrine Tumoren (v.a. Gastrinome) bei Versuchstieren, Frage der Karzinogenität bei Menschen bei längerer Gabe noch nicht geklärt! Selten Diarrhöe, Meteorismus, aber auch Obstipation. Selten Kopfschmerzen, depressive Verstimmung, Schwindel. Transaminasenanstieg, BB-Veränderungen, Kontaktallergien. Visusverminderung, Hörverlust (→ insb. bei parenteraler Gabe).

WW Verlängerte Elimination von Diazepam und Phenytoin. Wirkungsverstärkung von Vitamin-K-Antagonisten.

- Nicht indiziert bei geringfügigen GIT-Beschwerden, z.B. nicht-ulzeröser Dyspepsie
- Bei terminaler Niereninsuff. Reduktion auf 20 mg täglich
- Behandlung nicht länger als 8 Wo.
- Bei oberen GIT-Blutungen pH-Anhebung auf 7,0 sinnvoll, daher extrem hohe Omeprazoldosierungen: 80 mg Bolus i.v., dann alle 8 h 1 Amp. à 40 mg i.v.
- Z.Zt. Einschränkung der Zulassung für die i.v.-Applikation, da ein kausaler Zusammenhang zwischen Omeprazol-Gabe und Erblindung nicht ausgeschlossen werden kann.

Ondansetron

Zofran®

IND Übelkeit, Brechreiz, Erbrechen bei Zytostatika- und Strahlentherapie

WM Kompetetiver 5-Hydroxytryptamin (Serotonin) 5-HT_3-Rezeptor-Antagonist. PK: orale Bioverfügbarkeit ca. 60 %, HWZ 3,5 h, PPB 70 %, Elimination: 10 % unverändert renal, Rest nach hepatischem Metabolismus und Konjugation.

KI Schwangerschaft, Stillzeit, Kinder unter 4 Jahren.

DOS
- I.v.: 1 Amp. = 8 mg vor Chemotherapie i.v., dann als Dauerinfusion mit 1 mg/h über 24 h, weitere 8 mg oral alle 8 h bis zu 5 d
- P.o.: 1 Tbl. = 8 mg 1–2 h vor Chemo- oder Strahlentherapie, weitere 8 mg oral alle 8 h bis zu 5 d.

NW Sedierung, Kopfschmerzen, Obstipation, Wärmegefühl, Flush, geringe Transaminasenerhöhungen. Selten: Brustschmerz, RR ↓, Bradykardie, Arrhythmie.

WW Keine bekannt.

- Die antiemetische Wirksamkeit von Ondansetron kann durch die zusätzliche i.v.-Gabe von 20 mg Dexamethason vor Beginn der Zytostatikatherapie gesteigert werden
- Für Kinder über 4 Jahren 4 mg-Darreichungsformen
- Keine extrapyramidal-motorischen NW
- Teuer! 1 Amp. = 50 DM
- Für die Anwendung bei postoperativer Übelkeit ist bisher nur Dolasetron (Anemet®) zugelassen.

Alupent®

Orciprenalin

IND In Ausnahmefällen Überbrückung des Intervalls bis zur elektrischen Schrittmachertherapie (Sinusbradykardie, bradykarde Erregungsleitungsstörungen, z.B. AV-Block II.°, III.°), absolute Bradyarrhythmie bei Vorhofflimmern, Antidot bei Intoxikation mit β-Blockern.

WM β-Sympathomimetikum mit β_1- und β_2-Wirkung. Impulsbildung des Sinusknoten ↑, Erregungsleitung im Vorhof, AV-Knoten und His-Purkinje-System ↑, Erregbarkeit heterotoper Automatismen ↑, positiv inotrop, dromotrop und chronotrop; myokardialer O_2-Verbrauch ↑. PK: Wirkungseintritt sofort, Wirkdauer 1–2 h, HWZ 6 h (Plasma-HWZ nach Einmal-Gabe, Eliminations-HWZ deutlich länger), PPB: 10 %, Elimination: renal.

KI Obstruktive Kardiomyopathie, Asystolie.

DOS
- I.v.: 1 Amp. à 0,5 mg mit 9 ml NaCl 0,9 % (1 : 10 Verdünnung), davon 5–10 ml = 0,25–0,5 mg
- Perfusor: 1 Amp. = 5 mg (10 ml) mit 40 ml NaCl 0,9 %, davon 10–30 µg/Min. = 6–18 ml/h. Dosis nach erzielter Frequenz.

NW RR ↓, Tachykardie, VES, Kammerflimmern, Kopfschmerzen, Tremor, Übelkeit, allergische Hautreaktionen, Psychosyndrom.

WW Antidiabetika (Wirkungsabschwächung). Theophyllin, Anticholinergika, Kortikosteroide (Wirkungsverstärkung).

- **Cave:** Keine Anwendung mehr von Alupent® während der Reanimation. Durch β_1-Stimulation kommt es rasch zu Herzaktionen bei fehlender Pumpleistung durch β_2-Wirkung → elektromechanische Dissoziation (EMD)
- Bei Asthma bronchiale besser β_2-Sympathomimetikum einsetzen
- Bei Bradykardie, AV-Blockierungen ist Atropin Medikament der ersten Wahl
- ! Schlecht steuerbares Medikament wegen langen Wirkdauer
- Endobronchiale Gabe in 3-facher Dosis möglich
- Antidot: β-Blocker, z.B. Pindolol, Esmolol (**Cave:** Anfallsauslösung bei Asthmatikern).

Oxytocin

Syntocinon®

IND Vorzeitige Einleitung der Geburt, Wehenschwäche, Nachgeburtsperiode (atonische Blutungen).

WM Stimulation, Auslösung, bzw. Verstärkung von Uteruskontraktionen über Membranrezeptoren in den glatten Muskelzellen der Uteruswand (Myometrium) bei nachfolgend normaler Relaxationsphase. Bei höherer Dosierung Dauerkontraktion möglich. PK: Wirkungseintritt 1–3 Min., HWZ 3–12 Min., Elimination: Inaktivierung durch Oxytocinase, renale und hepatische Elimination.

KI Geburtshindernisse, Querlagen, vorangegangene Sectio oder Operationen am Uterus, Placenta praevia, Vasa praevia, Nabelschnurumschlingung oder -vorfall, drohende kindliche Asphyxie, Tetanus uteri, hypertone Wehen, mehr als 4 vorangegangen Geburten.

DOS

- Infusionszubereitung: 1 Amp. = 3 IE in 500 ml Ringer-Lösung, NaCl 0,9 % geben, 1–2 mIE/Min. = 3–4 Trpf./Min.
- Zur Geburtseinleitung: Initial: i.v.-Infusion von 1–2 mIE/Min., ggf. schrittweise nach etwa 15 Min. um 1–2 mIE erhöhen (Max. Dosis: 16–20 mIE/Min.)
- Nachgeburtsperiode bei atonischer Nachblutung:
  3–5 IE langsam i.v.

NW Bei zu scheller i.v.-Injektion: Blutdruckabfall mit reflektorischer Tachykardie, Hautrötung; antidiuretischer Effekt, Tetanus uteri (**Cave:** kindliche Hypoxie!).

WW Hypertonie bei gleichzeitiger Gabe eines Vasopressors (z.B. Ephedrin). Halothan kann zum starken Blutdruckabfall und Herzrhythmusstörungen führen.

Bei Überdosierung: Abstellen der Oxytocin-Infusion, danach Infusion von β_2-adrenergen-Agonisten oder Ca^{2+}-Antagonisten.

Paracetamol

IND
- Analgetikum: erste Wahl im Säuglings-/Kindesalter sowie Schwangerschaft und Stillzeit. Mäßige nicht-viszerale Schmerzzustände.
- Antipyretikum: Infektions- und Erkältungskrankheiten.

WM Überwiegend zentrale Hemmung der Prostaglandinsynthese → antipyretischer Effekt. Keine Hemmung der Thrombozytenaggregation. Zentral und peripher wirkendes Analgetikum ohne Angriff an Opiatrezeptoren. Keine antiphlogistische Wirkung. Wirkdauer 4–6 h, HWZ 1,5–2,5 h.

KI Schwere Niereninsuffizienz, Leberinsuffizienz, G-6-PDH-Mangel.

DOS
- Einzeldosis (Erw.): 500–1000 mg alle 6–8 h, Tageshöchstdosis 4 g (Erwachsener)
- Kinder: Tagesgesamtdosis bis 50 mg/kg KG in 2–3 Einzelgaben, z.B.
  - Säuglinge: 2–3 x 125 mg Supp./d
  - Kleinkinder (1–5 J.): 2–3 x 250 mg Supp./d
  - Schulkinder (6–12 J.): 2–3 x 250–400 mg Supp. oder Tbl./d.

NW Selten Überempfindlichkeitsreaktionen und hämatologische NW, selten GIT-Störungen (Dyspepsie, selten Gastritis oder Ulkus). Hepatotoxisch in hohen Dosen.

WW Steigerung der Hepatotoxizität durch chronischen Alkoholabusus, Phenobartial, Phenytoin, Carbamazepin, Rifampicin. Beschleunigung der Resorption durch Metoclopramid. Verzögerung der Resorption durch Parasympatholytika (Atropin, Propanthelin). Verzögerung der Elimination durch Cloramphenicol, Salicylamid. Wirkungsverstärkung von Antikoagulantien (bei Dauergabe).

Paraffinum perliquidum

IND Orale Intox. mit organischen Lösungsmitteln und Kohlenwasserstoffe (z.B. Benzin).

WM Absorbiert fettlösliche Gifte und verhindert die Resorption im Darm.

KI Im Notfall keine.

DOS
- Erwachsene: 150–200 ml p.o.
- Kinder: 3 ml/kg KG p.o.

NW Keine bekannt.

WW Keine bekannt.

Luminal®

Phenobarbital

IND Fokale Anfälle, Antikonvulsivum der 2. Wahl bei Grand mal-Anfällen, meist in Kombination, Grand mal-Serie oder Grand mal-Status: Medikament der 2. Wahl, wenn Phenytoin, Diazepam oder Clonazepam erfolglos; Narkotikum.

WM Barbiturat, antikonvulsive Wirkung durch Membranstabilisierung. PK: orale Bioverfügbarkeit 95 %, HWZ 100 h, Verteilungsvolumen 0,5–0,7 l/kg, PPB 50 %, Elimination: ca. 25 % unverändert renal (höherer Anteil bei alkalischem Urin-pH und Polyurie), Rest hepatisch metabolisiert. Ther. Plasmaspiegel 15–40 mg/l.

KI KHK, Myasthenia gravis, Intox. mit Alkohol oder Sedativa, akute hep. Porphyrien

DOS
- I.v.: 100 mg langsam über mind. 4 Min. i.v.
- Perfusor: 600 mg (z.B. 3 Amp. Luminal®) auf 50 ml 0,9 % NaCl mit 0,2–0,4 mg/kg KG/h = 12–24 mg/h = 12 ml/h bei 60 kg. Max. Tagesdosis 600 mg tägl.
- I.m.: max. 800 mg tägl. i.m. als vorübergehender Anfallsschutz, wenn orale Gabe andere Antiepileptika nicht möglich (z.B. OP).

NW Herzinsuff., Hypothermie bei hoher Dosierung, Obstipation, Langzeittherapie: Osteopathie (Vitamin-D-Defizit); erhöhte Blutungsneigung (Vitamin-K-Defizit) bei Neugeborenen phenobarbitalbehandelter Mütter, megaloblastäre Anämie (Folsäure-Defizit); Polyfibromatose (Dupuytren-Kontraktur, schmerzhafte Schultersteife), Dysphorie, Bewußtseinsstörung, Erregungszustände, Verlangsamung, Exantheme.

WW Verstärkung des sedierenden Effektes durch andere zentral wirksame Arzneimittel und Alkohol, Enzyminduktion mit beschleunigtem Abbau von Steroidhormonen (orale Kontrazeptiva, Kortikosteroide), andere Antiepileptika, Dicumarol, INH, Chloramphenicol, u.v.a.; Höhere Plasmaspiegel durch verzögerte Elimination bei Gabe von Valproinsäure.

- **Cave:** Kardiodepression bei hohen Dosen
- Spiegelkontrolle anstreben

- Bei Intoxikation: Alkalidiurese, Hämodialyse oder Hämoperfusion
- Heutzutage als Hypnotikum und Sedativum nicht mehr zu empfehlen.

Dolantin® (BtMVV)

Pethidin

IND Akute, sehr schwere Schmerzzustände, z.B. Myokardinfarkt, postoperative Schmerzen.

WM Opiatagonist mit kurzer Wirkdauer, sedierender und geringer spasmogener Wirkung. 0,1-fache Wirkung von Morphin. PK: orale Bioverfügbarkeit ca. 50 % (First-pass-Metabolismus), Wirkungseintritt i.v. 10 Min., s.c. 20–30 Min.; Wirkdauer 2–4 h, HWZ 3–5 h, PPB 50 %, Elimination: 5–25 % unverändert renal (höherer Anteil bei saurem Urin-pH), Rest in der Leber metabolisiert. Dabei entsteht Norpethidin (HWZ 20 h), das die halbe analgetische, aber die doppelte krampfauslösende Wirkung von Pethidin besitzt.

KI Überempfindlichkeit gegen Pethidin, akute hepatische Porphyrie, Schwangerschaft, Stillzeit.

DOS Initial: je nach Schmerzintensität 25–100 mg langsam i.v., i.m., s.c. (0,5–2 ml in 1–2 Min.).

NW Atemdepression, Sedierung, Euphorie, Übelkeit, Erbrechen, Obstipation. Vasodilatation mit Hypotonie und reflektorischer Tachykardie bei zu rascher i.v. Injektion. Nur geringe Beeinflussung der Kontraktilität des Uterus.

WW Zentraldämpfende Pharmaka, z.B. Barbiturate können die Sedierung und Atemdepression verstärken. Pentazocinderivate (z.B. Fortral®) und Burprenorphin (Temgesic®) können die Wirkung abschwächen.

- Etwa 100 mg Pethidin besitzen die gleiche analgetische Potenz wie 10 mg Morphin.
- Pethidin ist eines der ältesten synthetischen Opioide und wird weltweit neben Morphin am häufigsten eingesetzt.
- Während der Schwangerschaft und Stillzeit das am besten geeignetste Opioid (nur geringe Stimulation der Wehentätigkeit) → kann jedoch auch zur Atemdepression beim Neugeborenen führen.

Phenoxybenzamin

Dibenzyran®

IND Hypertonie bei Phäochromozytom präoperativ, inoperables Phäochromozytom, neurogene Blasenentleerungsstörungen.

WM Nicht-kompetitiver α-Rezeptorantagonist. PK: unvollständige orale Resorption, verzögerter Wirkungseintritt, Plasma-HWZ ca. 24 h, lange Wirkungsdauer (bis zu 3–4 d) infolge irreversibler Blockade der α-Rezeptoren, Wirkungsverlust erst durch Rezeptorneusynthese.

KI Schwangerschaft (insbes. 2. und 3. Trimenon).

DOS
- Individuelle, einschleichende Dosierung 2–3 x 1 mg bis 2–3 x 40 mg
- Max. Tagesdosis 240 mg

NW Fragliche Kanzerogenität, Tachykardie, orthostatische Dysregulation, Übelkeit, Erbrechen, Verlust der Ejakulationsfähigkeit, unregelmäßige Menstruationsblutung.

WW Antihypertensiva (Wirkungsverstärkung), Vasodilatatoren (Wirkungsverstärkung), Adrenalin (Wirkungsumkehr).

- Nicht als α-Blocker bei Therapie der Herzinsuff. oder essentiellen Hypertonie verwenden, da hierfür besser verträgliche und steuerbare α-Rezeptorenblocker zur Verfügung stehen
- Antidot: α-Sympathikomimetika aufgrund der irreversiblen Blockade der α-Rezeptoren wirkungslos.

Phenytoin

IND Arrhythmien (Extrasystolie, AV-Leitungsstörungen), VES bei Digitalisintox., schwere symptomatische tachykarde Herzrhythmusstörungen, Akuttherapie bei Grand-mal-Status oder bei Grand-mal-Serie, Mittel der 2. Wahl zur Langzeitther. bei fokalem Anfall oder Grand-mal-Epilepsie.

WM Antiarrhythmikum der Klasse IB mit zentral dämpfender Wirkung. Die Wirkung auf den K^+-Einstrom ist der von Digitalis entgegengesetzt → Einsatz bei digitalis-induzierten Arrhythmien. Verbesserung der AV-Erregungsleitung, Verminderung der myokardialen Erregbarkeit und der Automatie heterotoper Reizbildungszentren. Ther. Wertigkeit: Vorhof 0, AV-Knoten 0, akz. Bahn 0, Ventrikel +, Sinusfrequenz ↔, PQ-Zeit ↔, QRS-Dauer ↔. PK: orale Bioverfügbarkeit 90 %, HWZ (konzentrationsabhängig) zwischen 6 h (Aufsättigung), 22 h („steady state" im ther. Bereich) und 60 h (bei Überschreiten des ther. Bereiches), PPB 90 %, Elimination: zu 5 % unverändert renal, Rest überwiegend hepatisch metabolisiert. Ther. Plasmaspiegel 10–20 mg/l.

KI Schwere Herzinsuff., Bradykardie, Sinusknotendysfunktion, SA-, AV-Block II.° oder III.° (nicht digitalis-induziert), Schwangerschaft, Leberinsuff., KM-Schädigung.

DOS *!* **Cave:** Applikation nur beim liegendem Pat. (RR-Abfall!)

- Bei Herzrhythmusstörungen: initial 125 mg i.v. (25 mg/Min. über 5 Min. unter Monitoring), Wiederholung nach 20 Min. bis max. 500 (-750) mg, mit je 250 mg alle 1,5–6 h
- Bei Krampfanfällen: 3–4 x 1 Amp. = 250 mg tägl. zur Aufsättigung, danach ca. 1 Amp. tägl. i.v. unter Serumspiegelkontrolle.

NW RR-Abfall bei zu schneller i.v.-Injektion (periphere Vasodilatation), Asystolie, Kammerflimmern, VES, Schwindel, Erbrechen, Doppelbilder, Tremor, Nystagmus, Hyperglykämie, Hypokalzämie, extrapyramidale Hyper- oder Dyskinesien, Störungen der Hämatopoese, Hirsutismus, Hypertrichose, Lymphadenopathie, allergische Reaktionen, Gingivahyperplasie.

WW Enzyminduktion mit beschleunigtem Abbau von Steroidhormonen (orale Kontrazeptiva, Kortikosteroide), Dicumarol, trizyklischen Antidepressiva, Antiepileptika (Carbamazepin, Clonazepam, Phenobarbital), Digitoxin, Chinidin, Disopyramid und Mexiletin. Beschleunigte Elimination von Phenytoin bei Gabe von Antiepileptika und Alkohol (infolge Enzyminduktion). Höhere Plasmaspiegel durch verzögerte Elimination und/oder Verdrändung aus der Plasmaeiweißbindung bei Gabe von Dicumarol, Chloramphenicol, INH, PAS, Sulfonamiden, Trimethoprim, Ethosuximid, Valproinsäure, Cimetidin, Cumarinderivat, Disulfiram, Isoniazid, Heparin, Tolbutamid u.v.a.

- Wichtig: Weibliche Pat. auf eine evtl. Aufhebung der hormonellen Kontrazeption hinweisen!
- Bei epileptischem Anfall primär eine Therapie mit Clonazepam versuchen
- Dosisreduktion bei Leberinsuff.
- Bei ungenügendem Effekt: Wiederholung der halben Dosis nach frühestens 20 Min. (**Cave:** Herzrhythmusstörungen möglich)
- Bei Therapieresistenz des Status epilepticus: Narkoseeinleitung mit 5–7 mg/kg KG Thiopental, Intubation und kontrollierte Beatmung.

Physostigmin

IND
- Antidot bei Intoxikation mit anticholinergen Substanzen: Atropin, Butylscopolamin, Neuroleptika auf Phenothiazinbasis, Antidepressiva, Antihistaminika, Alkohol, MAO-Hemmer, Alkaloide (z.B. Tollkirsche, Stechapfel)
- Zur DD unklarer Bewußtseinsstörung wenn mindestens ein zentrales anticholinerges Symptom (Koma, Halluzinationen, Pyramidenbahnzeichen, Choreathetose) und mindestens 2 peripheren anticholinergen Symptome (Mydriasis, Tachykardie, Vasodilatation, Mundtrockenheit, Darmatonie) vorhanden sind.

WM Indirektes, auch zentral wirksames Parasympathomimetikum (reversible Hemmung der Cholinesterase). Verdrängung des Gifts aus den Rezeptoren, damit Wiederherstellung der Reizleitung. PK: Wirkungseintritt 5–15 Min., Wirkdauer 20–45 Min., HWZ 20–60 Min., schnelle Hydrolysierung durch die Cholinesterase.

KI (Bei vitaler Bedrohung relativ): KHK, Asthma (v.a. bei bekannter Sulfit-Überempfindlichkeit), mechanischer Ileus, mechanischer Harnverhalt, Diabetes mellitus, Hypotonie, Bradykardie, SHT, Hyperkapnie; Intoxikation mit Barbituraten und Anticholinergika, Allergie gegen Cholinesterasehemmstoffe.

DOS
- Initial: 1 Amp. à 2 mg bei 70 kg Pat. über 2 Min. i.v. (entspricht 0,03 mg/kg KG)
- Bei Wirksamkeit: Nachinjektion von 2 mg frühestens nach 20–30 Min. oder Perfusor 5 Amp. à 5 ml mit 25 ml NaCl 0,9 %, davon 5–10–20 ml/h = 1–2–4 mg/h.

NW Überschießende cholinerge Reaktion: Bradykardie, Speichelfluß, Erbrechen, Durchfall, sehr selten generalisierter Krampfanfall, Pankreatitis, Harn- oder Stuhlinkontinenz. Allergie, evtl. anaphylaktischer Schock.

WW Aufhebung einer Muskelrelaxation.

- Applikation nur unter EKG- und RR-Kontrolle
- NW sind durch Atropin in halber Dosierung des Physostigmin aufhebbar, z.B. 1 mg Atropin i.v. bei Gabe von 2 mg Physostigmin.

P

Pindolol

Visken®

IND Hyperkinetisches Herzsyndrom, Sinustachykardie, SVES, Vorhoftachykardie mit wechselnder Überleitung, paroxysmale Vorhoftachykardie, Vorhofflattern/-flimmern, rezidivierendes Kammerflimmern im Rahmen einer Reanimation, obstruktive Kardiomyopathie, art. Hypertonie.

WM Spezifische, kompetetive und reversible Hemmung von β-Rezeptoren. Antiarrhythmikum der Klasse II. Keine β_1-Selektivität, ausgeprägte intrinsische sympathomimetische Aktivität, außerdem unspez. Membranwirkung (chinidinartig) bei Intoxikation Ther. Wertigkeit: Vorhof +, AV-Knoten ++, akz. Bahn 0, Ventrikel (+). Sinusfrequenz ↓, PQ-Zeit ↑, QRS-Zeit ↔. PK: orale Bioverfügbarkeit 85 %, Wirkungseintritt rasch, Wirkdauer 8–15 h, HWZ 2–5 h, PPB 57 %, Elimination: zu 90 % renal, Rest fäkal.

KI Schwere Herzinsuff., Sinusknotensy., AV-Block II.° und III.°, Asthma bronchiale, obstruktive Bronchitis, Phäochromozytom.

DOS Initial: 2 ml = 0,4 mg langsam i.v., nach 20 Min. Nachinjektion von 1 ml = 0,2 mg (bis zu einer Gesamtdosis von 1–2 mg).

NW Psychische Störungen, z.B. Depression, Somnolenz, motorische Störungen, Raynaud-Symptome, bradykarde Herzrhythmusstörungen, RR-Abfall, Bronchialobstruktion, Müdigkeit, Diarrhoe, Übelkeit, Obstipation.

WW Antidiabetika (Verstärkung der hypoglykämischen Wirkung), Verstärkung des kardiodepressiven Effekts durch Ca^{2+}-Antagonisten (nicht bei Nifedipin) und andere Antiarrhythmika, Verstärkung von Antihypertensiva.

- Bei rezidivierendem Kammerflimmern ist ein Versuch mit Pindolol angezeigt.
- In der Schwangerschaft β_1-selektive Blocker bevorzugen
- Antidot: Bradykardie → Atropin, Hypotonie → Adrenalin, Obstruktion → β_2-Sympathomimetikum.

Pirenzepin

IND Ulcus ventriculi und duodeni; Prophylaxe von Streßerosionen bzw. Streßulzera nach SHT; Schwere Refluxösophagitis.

WM Parasympatholytikum mit ausgesprochener Spezifität am Muskarin-Rezeptor → Hemmung der vagusinduzierten Säurebildung (M_1-Blockade). PK: orale Bioverfügbarkeit 20–30 %, HWZ 11 h, PPB 10 %, Elimination: zu 80–90 % unverändert renal und biliär, 10 % zu Desmethyl-Pirenzepin verstoffwechselt.

KI Glaukom, Pylorusstenose, Prostatahypertrophie, Schwangerschaft im ersten Trimenon, Stillzeit.

DOS 2 x 1 Amp. à 10 mg tägl. i.v.

NW Anticholinerge NW: Mundtrockenheit, Sehstörungen, Blasenentleerungsstörung, Darmatonie; Kopfschmerzen, Verwirrtheit, Psychose, allergische Reaktionen.

WW Ketoconazol: Abschwächung der antimykotischen Wirkung.

- Kombinationsbehandlung mit Ranitidin nur bei frisch blutendem Ulkus indiziert
- Dosisreduktion bei Niereninsuff. auf 50 %
- Antidot: Parasympathomimetikum: z.B. Neostigmin.

Piretanid

IND Lungenödem, Rechtsherzinsuff., akute Erhöhung des pulmonalart. Druckes, Flüssigkeitsretention bei Leber- und Nierenerkrankung, Hypertensive Krise, Hyperkalziämie, Hyperkaliämie, Intoxikation (Durchführung einer forcierten Diurese).

WM Schleifendiuretikum mit Blockierung des NaCl-Transports im aufsteigenden Schenkel der Henle-Schleife (Hemmung des $Na^+ 2Cl^- K^+$-Carrier). Zusätzlich Senkung des Venentonus und des Pulmonalarteriendrucks. PK: orale Bioverfügbarkeit 80 %, HWZ 1,5 h, PPB 96 %, Elimination: nahezu vollständig unverändert renal, Wirkungseintritt nach i.v.-Gabe innerhalb weniger Min., Wirkungsmax. nach ca. 1 h.

KI Anurie, Hypovolämie, Hypokaliämie, Hyponatriämie, dekompensierte Leberinsuff. Präkoma und Coma hepaticum (→ Kaliumcanrenoat verwenden), Sulfonamidallergie (→ Etacrynsäure verwenden), Schwangerschaft, Stillzeit, Kinder.

DOS
- I.v.: 1–2 Amp. = 6–12 mg langsam (2 ml/3 Min.) i.v.; Wiederholung nach 30–60 Min. je nach Wirkung.
- Perfusor: Bei starker Niereninsuff. (Glomerulumfiltrat < 20 ml/Min.) 20 ml à 60 mg auf 50 ml NaCl 0,9 % mit 2,5–5 mg/h = 2–4 ml/h = 60–120 mg tägl. Max. Tagesdosis: 120 mg
- P.o.: 1–2 Tbl. à 6 mg tägl.

NW Hypokaliämie, Hypokalzämie, Hyponatriämie, Hämokonzentration (Krea-Anstieg, Thromboseneigung), BZ-Anstieg, Hyperurikämie, metabolische Azidose, Allergie (Thrombopenie, Exantheme), Ototoxizität.

WW
- Salizylate (erhöhte Salizylattoxizität)
- Curareartige Mittel (Verstärkung der Muskelrelaxation)
- Herzglykoside (Wirkungsverstärkung durch Hypokaliämie)
- Glukokortikoide (Verstärkung der Hypokaliämie)
- Antihypertonika (Verstärkung der RR-Senkung)
- Aminoglykoside (Verstärkung der Nephrotoxizität, Ototoxizität)
- Theophyllin- und Lithiumspiegelerhöhung
- Antidiabetika (Verminderung der BZ-Senkung)

- Nicht-steroidale Antiphlogistika (Verminderung der Piretanidwirkung).

- Kontrolle von Elektrolyten und Kreatinin
- Mischung nur mir NaCl 0,9 % oder Ringerlösung
- **Cave:** Ausschluß einer Blasenentleerungsstörung vor i.v.-Applikation.

Piritramid

Dipidolor® (BtMVV)

IND Starke bis sehr starke akute und chronische Schmerzen.

WM Opiatagonist mit starker analgetischer und sedierender Wirkung, gering emetisch, geringe kreislaufdepressive Effekte. 0,7-fache Wirkung von Morphin. PK: Wirkungseintritt i.v. 1–2 Min., i.m. 10–15 Min., s.c. 30 Min.; Wirkdauer 4–6 h, HWZ 6–8 h, Elimination: hepatische Metabolisation, fäkale Ausscheidung.

KI Schwangerschaft und Stillzeit, Überempfindlichkeit gegen Piritramid, erhöhter Hirndruck, Störung von Atemzentrum und Atemfunktion.

DOS
- Erwachsene: 7,5–22,5 mg Piritramid langsam i.v. (10 mg/Min.), 15–30 mg i.m., s.c.
- Kinder: 0,05–0,1 mg/kg KG i.v.

NW Atemdepression, Sedierung (stärker als Morphin), Obstipation, Harnverhalt, Hypotonie (zu rasche Injektion), Miosis, Bradykardie, Juckreiz, im Vergleich zu Morphin kaum Übelkeit und Erbrechen, Hypotonie (bei zu rascher Injektion!).

WW Verstärkung des sedierenden und atemdepressorischen Effekts zentral wirksamer Substanzen.

- Sehr geringe kardiovaskuläre Nebenwirkungen
- Etwa 15 mg Piritramid besitzen die analgetische Potenz wie 10 mg Morphin
- Kaum euphorisierende Wirkung.

Polyhydroxyäthylstärke (HAES)

IND Volumenmangelschock infolge Blut- bzw. Plasmaverlust, Hämodilution, Mikrozirkulationsstörungen.

WM Kolloidales Volumenersatzmittel aus der Gruppe der Polysaccharide. HAES wird aus Amylopektin verschiedener Getreidesorten hergestellt. Wasserbindungskapazität 14–20 ml/g zur Erhöhung des intravasalen Volumens. PK: Wirkungseintritt sofort, HWZ 8–12 h, Elimination: Abbau durch α-Amylase, 20 % wird renal eliminiert.

KI Hyperhydratation, Hypervolämie, schwere Herzinsuff., Allergie gegen HAES, akutes Nierenversagen mit Oligurie oder Anurie.

DOS
- Initial: 10–20 ml/kg KG als Infusion (Kinder nicht mehr als 15 ml/kg KG/h)
- Bei akutem Verlust bis zu 1500 ml/d infundieren, je nach klinischem Schweregrad auch mehr. Infusionsgeschwindigkeit je nach Symptomatik ca. 500 ml/h, bei Akutsituationen bis 500 ml in 5 Min.

NW Anaphylaktische Reaktion (Schock ist sehr selten!), Erhöhung der Serumamylase, Linksherzdekompensation bei übermäßiger Zufuhr, Hypervolämie.

WW Beim Mischen mit anderen Arzneimitteln können Inkompatibilitäten auftreten.

- Dosisreduktion bei Niereninsuff.
- Wirkung ähnlich der von Dextranen, jedoch weniger schwere Anaphylaxie.

Poly(styrol,divinylbenzol)sulfonsäure

IND Hyperkaliämie, Kaliumintoxikationen.

WM Kationenaustauscherharz

KI Serum-K^+ < 5 mmol/l, Hypernatriämie, Natriurese, stenosierende Darmerkrankungen, orale Anwendung bei Neugeborenen.

DOS
- Erw.: oral 3–4 mal tgl. 15 g in ca. 10–20 ml 70 %iger Sorbitlösung oder 100 ml Wasser suspendieren; rektal 1–2 mal tgl. 30 g in 150–250 ml Flüssigkeit (Wasser od. 10 %ige Glucoselösung od. 1 %ige wäßrige Methylzelluloselösung) suspendiert
- Kdr.: 0,5–1 g/kg KG/d Erhaltungstherapie: 0,5 g/kg KG
- Neugeborene: nur rektale Anwendung, Dosierung wie bei Kindern.

NW Übelkeit, Erbrechen, Diarrhoe, Magen-Darm-Unverträglichkeiten, Obstipation. Darmnekrosen (selten), Hypokaliämie, Hypernatriämie, Ödeme, Hypomagnesiämie.

WW Digitalis (Wirkungsverstärkung). Schleifendiuretika (Hypokaliämie).

Prazosin

IND Hypertonie, Herzinsuff., M. Raynaud

WM Postsynaptische α_1-Blockade. PK: orale Bioverfügbarkeit 50–60 % (First-pass-Metabolismus), HWZ 3 h, Verteilungsvolumen 0,59 l/kg, PPB 92 %. Elimination: hepatisch.

KI Herzinsuff. Durch mechanische Behinderung, z.B. Vitium, Lungenembolie, Pericarditis constrictiva, strenge Indikationsstellung bei Kindern, Schwangerschaft und Stillzeit.

DOS p.o.: Beginn mit 1 x 0,5 mg abends, Steigerung bis max. 4 mg/d auf 2–3 Einzelgaben verteilt.

NW Exanthem, Ödeme, Schwindel, Kopfschmerzen, Wahrnehmungs- und Stimmungsbeeinträchtigung, Adynamie, vermindertes Reaktionsvermögen, Übelkeit, Erbrechen, Obstipation, Diarrhoe, Priapismus; bei erster Dosis: Kreislaufkollaps, Tachykardie (selten), orthostatische Dysregulation.

WW Wirkungsverstärkung mit anderen Antihypertensiva.

- Zur Beurteilung der Wirkung beim akuten Myokardinfarkt liegen noch nicht genügend Ergebnisse vor
- Bei chron. Herzinsuff. kann die HWZ auf das Zweifache erhöht sein
- Im Vgl. zu anderen Vasodilatatoren geringere reflektorische Tachykardie.

(1) Prednisolon, (2) Prednison

(1) Solu Decortin-H®
(2) Rectodelt®

IND Atemwegsobstruktionen (Asthma bronchiale, Pseudokrupp), Inhalationsintox., schwere Infektionserkr. mit begleitender Organschädigung (z.B. virale Peri-/Myokarditis), allergische Reaktionen, anaphylaktischer Schock, Organtransplantation, Autoimmun-Hepatitis, schwere Dermatosen, hämolytische Anämie, Schädel-Hirn-Trauma (umstritten!).

WM Antiinflammatorische und immunsuppresive Wirkung durch multifaktorielle Interaktion mit zellulären und humoralen Abwehrvorgängen (Verhinderung der Haftung von neutrophilen Granulozyten und Monozyten am Gefäßendothel entzündlich veränderter Regionen, Unterdrückung der Makrophagenmigration, verminderte Aktivierung von Plasminogen zu Plasmin, Unterdrückung der Phospholipase-A_2-Aktivität mit verminderter Bildung von Prostaglandinen und Leukotrinen, Regression lymphatischer Gewebe), PK: orale Bioverfügbarkeit 80–90 %, Wirkungseintritt 30 Min., Wirkdauer 12–36 h, HWZ 3 h, PPK 50–90 % (konzentrationsabhängig), Elimination: überwiegend hepatische Metabolisierung und Konjugation an Glucuron- und Schwefelsäure.

P

DOS
- (1) Anaphylaktischer Schock: 500–1000 mg Prednisolon i.v.
- Asthmaanfall, Pseudokrupp: 250–500 mg Prednisolon i.v., beim Kind 100 mg Prednison rektal
- (2) Schwere Infektionserkr.: 100–500 mg tägl. i.v.
- (2) Abstoßungsreaktion: 500 mg tägl. i.v. für 3 d.

NW NNR-Atrophie: Addison-Krise. Wasserretention, Hypertonie, Hypokaliämie, metabolische Azidose (Mineralkortikoidwirkung), Myopathie, Atrophie der Hüft- und Oberschenkelmuskulatur (CK erhöht). Diabetogene Wirkung: Hyperglykämie, Glukosurie, Steroiddiabetes. Endokrines Psychosy.: Euphorie, Depression, Verwirrung, Halluzination. Katabole Wirkung: neg. Stickstoffbilanz, Wachstumshemmung, Osteoporose, Muskelschwäche und abnorme Muskelermüdbarkeit. Fettstoffwechselstörungen: Stammfettsucht, Stiernacken, Vollmondgesicht, Fettsäurespiegel ↑. BB-Veränderung: Thrombozyten ↑, Erythrozyten ↑, Neutrophile ↑, Eosinophile ↓, Basophile ↓, Lymphozyten ↓. Immunschwäche: erhöhte Infektgefährdung.

Magenschleimhautgefährdung umstritten. Kapillarbrüchigkeit: Petechien, Purpura, Ekchymosen. Auge: nach 1 Wo. Hornhautulkus, nach 1 Mon. akuter Glaukomanfall, nach 1 Jahr Katarkt. Haut: Atrophie (auch bei Lokalther.), Akne, Striae rubrae.

WW Wirkungsverstärkung von Digitalis (durch Hypokaliämie). Wirkungsabschwächung von Antidiabetika, Cumarinderivate. Verminderung der Steroidwirkung bei zusätzlicher Gabe von Rifampicin, Phenytoin, Barbiturate.

- Nahezu keine NW bei Einmalgabe, geringe NW bei kurzfristiger Gabe
- Bei Wirbelsäulentrauma nur Methylprednisolon geben
- Gabe beim SHT zur Hirnödemprophylaxe umstritten
- Keine gesicherte Wirkung auf hypoxische Ödeme bei Zustand nach Reanimation
- Prednison-Zäpfchen tief in den Darm einführen
- Anwendung auch in der Schwangerschaft möglich.

Promethazin

Atosil®

IND Sedierung bei Unruhezuständen, Asthma bronchiale, Narkosevorbereitung, Antiemetikum.

WM Phenothiazin-Derivat, vorwiegend antihistaminerg (H_1-Rezeptor-Blocker), nicht antipsychotisch, ausgeprägt antiemetisch. PK: PPB ca. 85 %, HWZ 10–12 h, Elimination: fast vollständig durch hepatische Dealkylierung und Sulfoxidation.

KI Akute Intoxikation mit zentraldämpfenden Pharmaka und Alkohol, akute hypotone (Schock-) Zustände, orthostatische Dysregulation.

DOS
- Initial: 1/4–1 Amp. = 12,5–50 mg Promethazin langsam i.v. oder i.m.
- Bei Kindern: 1 mg/kg KG Promethazin i.v. oder i.m.

NW Frühdyskinesien, Parkinsonoid, Akathisie, Spätdyskinesien (nach Jahren), Tachykardie, Erregungsleitungsstörungen, Glaukomauslösung (Engwinkelglaukom), vegetative Störungen: Mundtrockenheit, Miktionsbeschwerden, Hypotonie, orthostatische Dysregulation, Obstipation, Kopfschmerzen.

WW Wirkungsverstärkung von zentraldämpfender Pharmaka und Alkohol, Wirkungsverstärkung Antihypertensiva, Anticholinergika, Abschwächung der α-adrenergen Wirkung von Adrenalin.

- Mittel der 1. Wahl zur Sedierung beim Asthma-bronchiale-Anfall
- Bei Kreislaufdepression: Dopamin
- Antidot (bei schwerer anticholinerger Symptomatik): 2 mg Physostigmin (Anticholium®) i.v. (Kinder: 0,5–1 mg i.v.).

Propafenon

IND Bei Präexzitationssyndrom Mittel der 1. Wahl, VES, ventrikuläre Tachykardie, SVES, Tachyarrhythmia absoluta.

WM Antiarrhythmikum der Klasse IC. Leitungsverzögernde (Purkinje-System, Ventrikelmyokard) und frequenzerniedrigende Wirkung auf heterotope und normotope Schrittmacherzentren. Gleichsinnige Wirkung auf Vorhöfe, Kammern und Erregungsleitungssystem. Sinusknotendepression, AV- und intraventrikuläre Leitungsverzögerung. Die retrograde Leitung bei Reentry-Tachykardie des WPW-Syndroms wird gehemmt. Sinusfrequenz ↔ - ↓, PQ-Zeit ↑, QRS-Dauer ↑. Ther. Wertigkeit: Vorhof ++, AV-Knoten +, His-Bündel +++, Ventrikel +++. PK: orale Bioverfügbarkeit dosisabhängig („Sättigung" des hepatischen First-pass-Metabolismus), bei 150 mg 10 %, bei 300 mg 30 %, bei 450 mg 55 %, orale Bioverfügbarkeit erhöht bei gleichzeitiger Nahrungsaufnahme, HWZ 3–10 h (interindividuell variabel bei genetischem Polymorphismus), PPB 80 %, Elimination: nahezu vollständiger hepatischer Metabolismus zu aktiven (5-OH-Propafenon) und inaktiven Metaboliten. Schneller Wirkungseintritt bei i.v.-Gabe (während der Applikation), nach peroraler Gabe zwischen 30 und 60 Min. Ther. Plasmakonzentration 0,2–1,0 mg/l (0,6–3,0 µmol/l).

KI Schwere Herzinsuff., Myokardinfarkt (< 3 Mon.), Bradykardie, SA- oder AV-Block II.° und III.°, Sinusknoten-Syndrom, schwere Bronchialobstruktion, art. Hypertonus.

DOS
- I.v.: 0,5–1 mg/kg über 3–5 Min. (unter laufendem Monitoring); Bei 70 kg = ca. 35–70 mg = 1/2–1 Amp., 2. Applikation frühestens 90–120 Min. nach 1. Injektion.
- Perfusor: 2 1/2 Amp. = 175 mg auf 50 ml Glukose 5 % mit 12–30 mg/h = 3,4–8,5 ml/h (Max. Tagesdosis 280–560 mg). Möglichst frühzeitige Umstellung auf p.o. Therapie
- P.o.: 3 x 150–200 mg tägl.

NW VES, Kammerflattern (proarrhythmische Wirkung), RR-Abfall, Bradykardie, AV-Block, Bronchialobstruktion bei hoher Dosierung, Spermatogenesehemmung, bitterer Geschmack, Übelkeit, Erbrechen, Cholestase, exogene Psychose, Kopfschmerzen, Allergie, Taubheitsgefühl im Mund.

... Propafenon

WW Erhöhung des Digoxin-, Propanolol- und Metoprololspiegels. Cimetidin (Erhöhung des Propafenonspiegels).

- Möglichst keine Kombination mit Substanzen mit starker Leitungsblockierung, z.B. Antiarrhythmika der Klasse IA und III. Kumulation bei starker Niereninsuff. (Metabolit) sowie Leberinsuff. (Propafenon)
- Einsatz in der Schwangerschaft bei strenger Indikation möglich
- **Cave:** Bronchialobstruktion aufgrund der β-Blocker-artigen Wirkung bei Pat. mit obstruktiver Lungenerkrankung.
- Bei QT-Verlängerung oder QRS-Verbreiterung > 20 % gegenüber dem Ausgangswert absetzen
- Vorsicht bei Schenkelblockierung
- Mischung nur mit Glukose 5 %, bei NaCl 0,9 % folgt Ausfällung!
- **Cave:** I.v.-Gabe nur unter EKG-Kontrolle
- Antidot:
  - Bradykardie: Atropin
  - SA- oder AV-Block: Atropin, Orciprenalin, ggf. temporärer Schrittmacher.

Disoprivan®

Propofol

IND Narkoseeinleitung, Sedierung beatmeter Pat.

WM Rasch metabolisiertes, kurzwirksames Injektionsnarkotikum ohne analgetische Wirkung. PK: Wirkungseintritt 30–40 Sek., Wirkdauer 4–8 Min., HWZ 2–3 Min., PPB 98 %, Elimination: hepatischer Metabolismus, 88 % werden renal ausgeschieden, Rest fäkal.

KI Dekompensierte kardiopulmonale Erkrankungen, Schwangerschaft, Stillzeit, Kinder < 3. Lj.

DOS
- Narkoseeinleitung: 1,5–2,5 mg/kg KG Propofol i.v.
- Aufrechterhaltung: 0,1–0,2 mg/kg KG/Min. Propofol als Infusion.

NW Atemdepression bis hin zur Apnoe, RR-Abfall (besonders bei alten Pat. oder kardiovaskulären Erkrankungen), Injektionsschmerzen, epileptische Anfälle, Bronchokonstriktion, Übelkeit, Erbrechen, sehr selten anaphylaktische Reaktion, Dunkelfärbung des Urins.

WW Verstärkung von Antihypertensiva.

- Systolischer und diastolischer Blutdruck fallen um ca. 10–20 mmHg, bzw. 5–15 mmHg ab
- Nach Therapieende kommt es zu raschem Erwachen und klarem Bewußtsein
- Propofol bewirkt keine Histaminfreisetzung und keine Senkung des Plasmacortinspiegels.

Propranolol

IND Vorhoftachykardie, absolute Arrhythmie mit schneller Überleitung, Digitalisintox. mit Vorhoftachykardie, Sympathikus-induzierte VES, Hyperthyreose mit Sinustachykardie, Mitralprolapssy. mit ventrikulären Rhythmusstörungen, QT-Syndrom, Rezidivprophylaxe einer „Torsade-de-pointes"-Tachykardie, KHK.

WM Antiarrhythmikum der Klasse II, kompetitive Hemmung der β_1- und β_2-Rezeptoren, keine intrinsische Aktivität. Membranstabilisierung. Ther. Wertigkeit: Vorhof +, AV-Knoten ++, akz. Bahn 0, Ventrikel (+). Sinusfrequenz ↓, PQ-Zeit ↑, QRS-Zeit ↔. PK: orale Bioverfügbarkeit 10–50 % (variabel bei hepatischem First-pass-Metabolismus), Wirkungseintritt nach wenigen Min., HWZ 4 h, PPB 85 %, Elimination: hepatisch, teilweise zum aktiven Metaboliten 4-OH-Propranolol (kürzere HWZ als Propanolol).

KI Herzinsuff., AV-Block II.° und III.°, SA-Block, Sinusknotensy., obstruktive Atemwegserkrankung, periphere Durchblutungsstörungen, Phäochromozytom.

P

DOS I.v.: 1 Amp. = 1 mg langsam (über 1 Min.) i.v. In 2 Min.-Abständen wiederholen bis max. 4 mg. Max. Dosis tägl. 10 mg bei erhaltenem Bewußtsein, in Narkose, 5 mg tägl.

NW Psychische Störungen, z.B. Depression, Somnolenz, motorische Störungen. Raynaud-Symptome an Armen und Beinen, Bradykardie evtl. mit Schwindel. Metabolische NW: Bei insulinbehandelten Diabetikern besteht die Gefahr ausgeprägter Hypoglykämien. Außerdem ausgeprägte Hypotonie, bei Dosierungen > 200 µg/kg KG/Min. Tachykardie (selten).

WW Narkosemittel-Wirkungsverstärkung, Ca^{2+}-Antagonisten vom Verapamiltyp (Verstärkung eines AV-Blocks), Insulin (Hypoglykämiegefahr), blutdrucksenkende Pharmaka (Verstärkung der RR-Senkung, sowie der Bradykardie), Cimetidin (um 50 % erhöhte β-Blocker-Plasmaspiegel), Flecainid (gegenseitige Erhöhung der Plasmaspiegel).

- Gute Steuerbarkeit wegen relativ kurzer HWZ
- Keine Kombination mit Ca^{2+}-Antagonisten bei i.v.-Applikation
- **Cave:** Kombination mit Antiarrhythmika der Klasse IA
- Dosisreduktion bei Leberinsuff.
- In der Schwangerschaft besser β_1-selektive-Blocker einsetzen (**Cave:** Wehenförderung!).

Propylthiouracil

IND Thyreotoxische Krise, M. Basedow, Prophylaxe vor KM-Gabe bei V.a. subklinische Hyperthyreose.

WM Hemmung der Jodisation durch Blockade der Oxydase → Blockierung der Umwandlung von Jodid in Jod und Hemmung des Einbaus von Jod in Thyroxin. Zusätzlich Hemmung der peripheren Umwandlung von T_4 zu T_3. PK: orale Bioverfügbarkeit 50–75 %, HWZ ca. 2 h, Verteilungsvolumen 0,3 l/kg, PPB 80 %. Elimination: vorwiegend renal, Ausscheidung nach Konjugation mit Glucuronsäure.

KI Agranulozytose, Leberschäden, Transaminasenerhöhung, Cholestase.

DOS
- Initialdosis: 300–400 mg/d (z.B. 3 x 2–3 Tbl. Propycil®), bis zu 6 x 100 mg
- Erhaltungsdosis 50–200 mg entspricht 1–4 Tbl. Propycil® tägl.
- Prophylaxe vor KM-Gabe bei latenter Hyperthyreose:
  - 3 x 100–150 mg tägl. Initial, dann 50–100 mg tägl. Bis über eine Woche nach nierengängiger KM-Gabe, bei allen anderen 4 Wo.
  - Nach Jodkontamination 300–600 mg in 4–6 Einzeldosen.

NW Gastrointestinaltrakt: Übelkeit, Erbechen. Strumaindikation (nur bei Langzeittherapie), Agranulozytose, Thrombopenie, hämolytische Anämie.

WW Wirkungsminderung durch Jod und jodhaltige Arzneimittel; Wirkungsverstärkung von oralen Antikoagulantien

- Auch in der Schwangerschaft anwendbar, aber minimal erforderliche Dosis zur Einstellung auf grenzwertige Hyperthyreose verwenden (Propylthiouracil ist plazentagängig): hohe Proteinbindung verzögert Plazentapassage und Übergang in die Muttermilch.

Beriplex® P/N

Prothrombinkomplex (PPSB)

IND Blutung unter Cumarintherapie (die Synthese der Faktoren II, VII, IX und X ist Vitamin-K-abhängig), schwere Verbrauchskoagulopathie unter Heparinschutz, schwere Synthesestörungen der Leber mit Blutung, Vitamin-K-Mangelzustände, wenn keine Zeit für Vitamingabe bleibt, z.B. bei akuter Blutung oder OP-Indikation.

WM Konzentrat von F II (Prothrombin), F VII (Prokonvertin), F IX (antihämophiler Faktor B). F X (Stuart-Power-Faktor). HWZ ca. 6–8 h. In einzelnen Präparaten Zusatz von bis zu 10 IE AT III und 50 IE Heparin/ml Lösung.

KI Thrombosegefahr, Angina pectoris, frischer Myokardinfarkt außer bei lebensbedrohlichen Blutungen, bek. allergisch bedingte Thrombozytopenie (Typ II) auf Heparin.

DOS Substitutionseinheiten = (Differenz zwischen Quick-Ist-Wert und gewünschtem Wert) x kg, z.B. 1400 IE bei 70 kg Pat. zur Erhöhung des Quick um 20 % Gabe langsam i.v. (5 Min.) oder im Perfusor über 30 Min.

NW Allergie (Fremdeiweiß!), Fieber, sehr selten Hämolyse, selten heparininduzierte Thrombozytopenie (Typ II).

- Evtl. bestehenden AT-III-Mangel zuerst ausgleichen
- Nicht mit Blut oder anderen Gerinnungspräparaten über denselben Zugang infundieren
- Quick von 50–60 % für OP oft ausreichend
- Bei Überdosierung Thrombosegefahr, insbesondere bei niedrigem AT III und nach vorhergehender Marcumar-Therapie, daher gleichzeitige Heparinisierung
- Bei Lebersynthesstörung häufig auch F V erniedrigt, der im PPSB nicht enthalten ist. Daher in seltenen Fällen Frischbluttransfusion notwendig (F V < 10 % Restaktivität)
- Geringes Hepatitis- und HIV-Risiko
- Bei angeborenen Blutgerinnungsmangelzuständen besser Einzelfaktorensubstitution (z.B. F VII, F IX).

Ranitidin

IND Ulcus ventriculi und duodeni; Ulcus- bzw. Streßerosionsprophylaxe bei SHT und Ulkusrisikopat.; Fragliche Ind. vor Kaiserschnitt zur Prophylaxe einer Magensäureaspiration.

WM H_2-Blocker (Verminderung der durch Histamin, Pentagastrin und durch Mahlzeiten stimulierbaren Magensekretion). PK: orale Bioverfügbarkeit ca. 50 %, HWZ 2–3 h, PPB 15 %, Elimination: nach oraler Gabe 30–50 %, nach i.v.-Gabe 70–85 % unverändert renal, Rest hepatisch verstoffwechselt (Oxidation, Demethylierung).

KI Kinder und Jugendliche < 14 Lj., strenge Indikationsstellung in Schwangerschaft und Stillzeit.

DOS
- I.v.: 2 x 1 Amp. = 2 x 50 mg tägl., max. 4 x 1 Amp. tägl. Injektion langsam über 2–3 Min.
- P.o.: 2 x 150 mg tägl., alternativ 1 x 300 mg zur Nacht.

NW Exanthem, Leukopenie, Thrombopenie, Hepatitis, Gynäkomastie, bakterielle Magenbesiedlung mit erhöhtem Pneumonierisiko, AV-Block, Sinusbradykardie bei Überdosierung, Schwindel, Kopfschmerzen, Verwirrtheitszustände, Überempfindlichkeitsreaktionen, Diarrhoe, Obstipation.

WW Ketoconazol (Abschwächung der antimykotischen Wirkung). Mögliche Verringerung der Resorption durch Antazida oder Sucralfat.

- Keine Ind. für allgemeine Ulkusprophylaxe auf der Intensivstation, außer bei SHT und Risikopat.
- Dosisreduktion bei Niereninsuff. um 50 %
- Ranitidin ist dialysierbar.

Reproterol

IND Akuter Asthmaanfall, Bronchospasmus.

WM Überwiegendes β_2-Sympathomimetikum mit geringer Auswirkung auf Herz-Kreislaufparameter. PK: Wirkungseintritt rasch, Wirkdauer 3–6 h, HWZ 8 h, nur etwa 10 % der inhalierten Dosis gelangen in die tieferen Atemwege, Rest wird verschluckt und teilweise systemisch aufgenommen, Elimination: Ausscheidung zu gleichen Teilen renal und fäkal.

KI Phäochromozytom, Schwangerschaft, Hyperthyreose, HOCM, relativ: tachykarde Herzrhythmusstörungen, akuter Myokardinfarkt.

DOS
- Initial: 1 Amp. à 0,09 mg langsam über 1 Min. i.v., Wiederholung nach 10 Min. möglich
- Bei Kindern: 1,2 µg/kg KG Reproterol langsam i.v. injizieren (1 Min.) (1 ml Reproterol mit 14 ml NaCl-Lösung aufziehen → 1 ml (= 6 µg Reproterol) für je 5 kg Kg)
- Perfusor: 5 Amp. auf 50 ml mit 2–10 ml/h = 0,02–0,1 mg/h
- Infusion: 5 Amp. auf 500 ml Ringerlösung mit 8–40 Tr./Min. = 0,02–0,1 mg/h.

NW Häufig: Herzklopfen, Tachykardie, RR-Abfall, Muskelzittern, Unruhe, Übelkeit, Schlafstörungen; Hypokaliämie; paradoxer Abfall des pO_2 um ca. 10 % durch Zunahme der Ventilations/Perfusions-Inhomogenität möglich. Selten: Beeinträchtigung der Glukoseverwertung → bei Diabetes mellitus BZ-Kontrolle. Angina pectoris, Kammerflimmern.

WW Wirkungsverstärkung durch β_2-Sympathomimetika.

- Wehenhemmung → daher nicht in der Spätschwangerschaft
- Starker bronchodilatatorischer Effekt ohne wesentliche Herz-Kreislauf-Belastung
- Antidot: selektiver β_1-Rezeptorenblocker z.B. Metoprolol (Beloc®). **Cave:** evtl. Anfallsverstärkung!

Ringer-Lösung

Ringer-Lösung
Braun®

IND Extrazellulärer Flüssigkeitsverlust, initialer Volumenersatz bei (poly-) traumatisierten Pat., isotone Dehydratation, hypotone Dehydratation, inital bei hypertoner Dehydratation (z.B. Coma diabeticum), Offenhalten peripher- oder zentralvenöser Zugänge, leichte hypochlorämische Alkalose.

WM Physiologische (isotone) Ersatzlösung mit schwach ansäuernden Eigenschaften.

DOS Je nach klinischer Symptomatik bis zu mehreren Litern (Bei Überdosierung Hypervolämie mit Herzinsuff., Lungenödem): Schwere Schocksymptomatik: 20–40 ml/kg KG als Druckinfusion i.v.

R

Actilyse®

rekombinanter tissue-type plasminogen activator (rt-PA)

IND Akuter Myokardinfarkt (innerhalb von 6 h nach Beginn der Symptome), akute Lungenembolie.

WM Umwandlung von an Fibrin gebundenes Plasminogen zu Plasmin → Abbau des Fibringerinnsels → Auflösung des Thrombus. Eine antigene Wirkung ist nicht zu erwarten. PK: Plasmakonzentration 90 % nach 30 Min., Elimination: hepatischer Metabolismus (rt-PA wird proteolytisch zu Aminosäuren abgebaut).

KI Hämorrhagische Diathese, kurz zurückliegende schwere Blutungen (z.B. Operation), zerebrale Blutung, Apoplex während der letzten 6 Mon., orale Antikoagulantientherapie, Ulcus duodeni oder ventriculi während der letzten 3 Mon., schwerer Diabetes mellitus mit Augenhintergrundveränderungen, während der ersten 18 Wo. der Schwangerschaft nur bei vitaler Indikation, schwere Lebererkrankungen.

DOS

- Akute Lungenembolie: Bolus 10 mg über 1–2 Min., danach 90 mg als Infusion über 2 h
- Akuter Myokardinfarkt: Bolus 15 mg über 1–2 Min., in den ersten 30 Min. 50 mg, danach 35 mg als Infusion über 60 Min., zusätzlich als Bolus 5000 IE Liquemin N® i.v., danach 1000 IE/h. Bei Patienten < 65 kg KG Dosisreduktion.

NW Blutgerinnungsstörungen, Teerstuhl, Bluterbrechen, Übelkeit, Hämaturie, Nasen- und Zahnfleischbluten, Blutdruckabfall (selten), Blutungen aus Punktionsstellen, Reperfusionsarrhythmien (Zeichen der Reperfusion des infarzierten Gebietes), Gefahr zerebraler Blutungen.

WW Erhöhte Blutungsgefahr bei vorangegangener Gabe von Antikoagulantien, Thrombozytenaggregationshemmer, nichtsteroidalen Antiphlogistika.

- Wegen Verhinderung einer Rethrombosierung immer eine High-Dose-Heparinisierung anschließen, z.B. 5000 IE Liquemin N® i.v.

- **Cave:** Nach ca. 90 Min. ist mit dem Auftreten von Reperfusionsarrhythmien zu rechnen
- Z.n. Reanimation und hohes Alter (> 70 Lj.) sind keine KI mehr
- Möglichst keinen V.-subclavia- oder V. jugularis-interna-ZVK legen → V. basilica punktieren
- Bei der massiven Lungenembolie (Stadium IV) ist eine Lysetherapie auch unter Reanimationsbedingungen angezeigt, da es zu einer evtl. Fragmentierung des Embolus kommen kann
- rt-PA ist im Vergleich zu Streptokinase oder Urokinase ca. 6 mal teuerer, dafür aber nebenwirkungsärmer
- Bei lebensbedrohlichen Blutungen: Bei Abfall des Fibrinogenspiegel 500.000 KIE Aprotinin, dann alle 4 h 200.000 KIE.

Reteplase (r-PA)

IND Thrombolytische Therapie beim akuten Myokardinfarkt.

WM Gentechnisch hergestelltes Thrombolytikum der dritten Generation. Rekombinanter Plasminogenaktivator, bestehend aus der Proteasen- und Kringle-2-Domäne von t-PA. Wirkung durch Katalyse der Bildung von Plasmin aus endogenem Plasminogen durch Interaktion mit Fibrin → Fibrinmatrix der Thromben wird aufgespaltet. PK: HWZ 18,8 Min., Elimination: lysosomaler Abbau in Leber und Nieren.

KI Manifeste oder kurz zurückliegende Blutungen, hämorrhagische Diathese, Endocarditis lenta, akute Pankreatitis, orale Antikoagulation, intrakranielle Neoplasien, arteriovenöse Mißbildungen oder Aneurysmen, Neoplasie mit erhöhtem Blutungsrisiko, zerebrovaskuläre Ereignisse in der Anamnese, kurz zurück liegende (traumatische) externe Herzmassage, schwere und nicht kontrollierbare Hypertonie, aktive peptische Ulzera, portale Hypertonie (Ösophagus-Varizen), schwere Leber- oder Nierenfunktionsstörungen, Perikarditis, hämorrhagische Retinopathie bei Diabetes mellitus, Erkrankungen des Auges mit Blutungsneigung, innerhalb von 3 Mon. nach einer schweren Blutung, schwerem Trauma oder größeren chirurgischen Eingriffen, Entbindung, Organbiopsie, vorausgegangene Punktion nicht komprimierbarer Gefäße. Bei Schwangeren liegen keine ausreichenden Erfahrungen vor. Stillzeit: keine Verwendung der Muttermilch innerhalb 24 Std. nach thrombolytischer Therapie.

DOS Zwei Bolus-Injektionen à_10 U im Abstand von 30 Min. jeweils langsam i.v. (jedoch nicht länger als 2 Min.).

NW Reperfusionsarrhythmien, Hypotonie, Blutungen, Überempfindlichkeitsreaktionen.
WWAntikoagulantien, Acetylsalicylsäure (Blutungsgefahr erhöht, wenn vor oder nach Reteplase-Gabe angewandt).

- Reokklusionsprophylaxe: 250–500 mg Acetylsalicylsäure i.v., 5000 IE Heparin als Bolus i.v., dann 1000 IE/h über Perfusor i.v., evtl. Glykoprotein-IIb/IIIa-Rezeptorantagonisten, z.B. Abciximab, Tirofiban

- Einfaches Handling in der Präklinik durch Doppelbolus-Gabe, keine Anpassung an das Körpergewicht notwendig, keine Kühlung
- In Studien wurde eine schnellere, vollständige Reperfusion (RAPID II 60-/90-Minuten-Offenheitsrate von TIMI-Grad 3 51,2 % / 59,9 %, TIMI-Grad 2 81,8 % / 83,4 %) und verbesserte linksventrikuläre Funktion beschrieben.

Sultanol®,
Salbulair®

Salbutamol

IND Asthma bronchiale, Bronchospasmus.

WM Direkt wirkendes β_2-Sympathomimetikum. Stimulation der β_1-Rezeptoren erst bei höherer Dosierung. PK: orale Bioverfügbarkeit ca. 25 % (First-pass-Metabolismus), Wirkungseintritt sofort, Wirkdauer 4–6 h, HWZ 3–5 h, PPB 10 %, Elimination: unveränderte renale Ausscheidung (Ausmaß abhängig vom Applikationsweg, ca. 20 % bei oraler Einnahme, ca. 50–60 % nach i.v.-Gabe), Rest in der Leber an Sulfat konjugiert.

KI Tachykardie, tachykarde Arrhythmie, akuter Myokardinfarkt, Phäochromozytom, Hyperthyreose, HOCM.

DOS
- Initial: 2–3 Sprühstöße inhalativ, 0,2–0,4 mg langsam i.v., Wiederholung frühestens nach 15 Min. möglich
- Vernebler: 1 Amp. Sultanol® forte Fertiginhalat (2,5 mg/2,5 ml) in Einwegvernebler geben und vom Pat. tief einatmen lassen
- Perfusor: 1 Amp. Salbutamol Infusionskonzentrat (5 mg = 5 ml) auf 50 ml NaCl 0,9 %, mit 5–25 µg/Min. = 3–15 ml/h.

NW Häufig: Tachykardie, pektanginöse Beschwerden, Unruhegefühl, Muskelzittern, Tremor, RR ↑, Übelkeit, Schlafstörungen. Paradoxer Abfall des pO_2 um ca. 10 % durch Zunahme der Ventilations/Perfusionsinhomogenität möglich. Selten: Beeinträchtigung der Glukoseverwertung → bei Diabetes mellitus BZ-Kontrolle.

WW Bei gleichzeitiger Gabe von Theophyllin kann die antiobstruktive Wirkung und die NW verstärkt werden. β-Blocker können die Wirkung von Salbutamol aufheben.

Therapeutischer Nutzen größer als bei Fenoterol und Theophyllin.

Sotalol

Sotalex®, -mite®

IND Paroxysmale supraventrikuläre Tachykardie, Vorhofflimmern, -flattern, VES, Kammertachykardie, Präexzitationssyndrom.

WM Antiarrhythmikum der Klasse III mit gleichzeitiger β_1- und β_2-Blockierung wie bei Kasse II. Besonders ausgeprägt wirksam am ischämischen Myokard. Sinusfrequenz ↓, PQ-Zeit ↑, QRS-Dauer ↔. Ther. Wertigkeit: Vorhof +++, AV-Knoten ++, akz. Bahn ++, Ventrikel +++. PK: orale Bioverfügbarkeit annähernd 100 %, HWZ 13 h, PPB 10 %, Elimination: fast vollständig unverändert renal. Ther. Plasmakonzentration 0,8–2,7 mg/l (3–10 µmol/l).

KI AV-Block II.° und III.°, QT-Verlängerung; Bradykardie, kardiogener Schock, obstruktive Lungenerkrankung, Allergie gegen Sotalol, Sulfonamide.

DOS
- I.v.: 20 mg = 1/2 Amp. über 5 Min., Wiederholung nach 20 Min. 20 mg = 1/2 Amp. mit 1 mg/Min. Max. bis zu 1,5 mg/kg KG (2,5 Amp. bei 70 kg) unter Monitorkontrolle!
- Perfusor: 2 Amp. = 80 mg auf 50 ml NaCl 0,9 % z.B. mit 6 ml/h
- P.o.: 1 x 80–160 mg tägl., bei ventrikulären Tachykardien 3 x 40–80 mg tägl.

NW Bradykardie, geringe Herzinsuff., AV-Block, Tachyarrhythmie, Bronchialobstruktion, RR-Abfall; ZNS: Depression, Müdigkeit, Halluzinationen.

WW Antiarrhythmika der Klasse IA, IC, IV (verstärkte Leitungsblockierung), Antidiabetika (verstärkte Hypoglykämie möglich), Antihypertonika (RR-Abfall).

- Gute Wirksamkeit bei ventrikulären und supraventrikulären Rhythmusstörungen, aber relativ wenige NW!
- Lange HWZ (abhängig von der Nierenfunktion), daher schlechte Steuerbarkeit bei evtl. erforderlichem Wechsel auf ein anderes Antiarrhythmikum
- Dosisreduktion bei Niereninsuff.
- Bei Überdosierung oder Intox. Elimination durch Hämodialyse

- Alternative zur Amiodaron-Ther., aber auf atrialem Niveau weniger wirksam
- **Cave:** nicht bei QT-Syndrom einsetzen
- „Torsade de pointes"-Tachykardien, v.a. bei Hypokaliämie oder Überdosierung möglich
- Sehr gute Wirkung auf den Vorhof schon bei niedriger Dosierung
- Bei Überdosierung auftretende ventrikuläre Rhythmusstörungen sprechen auf Lidocain gut an
- Gabe in der Schwangerschaft unter strenger Indikation möglich.

Streptokinase

IND Akute Lungenembolie, akuter Myokardinfarkt (< 24 h).

WM Fibrinolytikum aus β-hämolysierenden Streptokokken ohne eigene enzymatische Aktivität. Durch Anlagerung an Plasminogen entstehen Komplexe mit Aktivatoreigenschaften, die die Umwandlung von weiterem Plasminogen zum proteolytisch wirksamen, fibrinauflösenden Plasmin. Nach initialem i.v.-Bolus und nachfolgender Infusion wird die Fibrinolyse nach ca. 1 h maximal aktiviert. PK: HWZ 80 Min., Elimination: Abbau zu Peptiden, renale Ausscheidung.

KI Hämorrhag. Diathese, manifeste o. kurz zurückliegende schwere Blutungen, Bauchaortenaneurysma, Colitis ulcerosa/ M. Crohn, 6 Mon. nach Apoplex, 6 d nach einer Geburt, schwerer Diabetes mellitus mit Augenhintergrundveränderungen, Punktion eines nicht komprimierbaren Gefäßes, unkontrollierbare schwere Hypertonie, bakt. Endokarditis, Perikarditis, akute Pankreatitis, Ulcus ventriculi/duodeni, art. Aneurysmen. Relativ: Alter > 70 J., frische Traumata, Reanimation, Krankheiten mit erhöhtem Blutungsrisiko, Antikoagulantien-Gabe. Schwangerschaft ≤ 18 Wo. nur bei vitaler Indikation.

DOS
- Myokardinfarkt: 1,5 Mio. IE über 60 Min. i.v.
- Lungenembolie: Bolus 250.000 IE über 30 Min., danach 100.000 IE/h

NW Sofortreaktion: Kopf- und Rückenschmerzen, GIT-Beschwerden, allergische Reaktionen; unkontrollierbare Blutungen, Auslösung einer Embolie, Schüttelfrost, Temperaturerhöhung, Exanthem, Serum-Transaminasen ↑, Bilirubin ↑, Myokardinfarkt: Perikardblutungen, Reperfusionsarrhythmien.

WW Erhöhte Blutungsgefahr: Antikoagulantien, Thrombozytenaggregationshemmer, nichtsteroidale Antiphlogistika, Dextrane.

- Zur Vermeidung einer Rethrombosierung, immer High-Dose-Heparinisierung anschließen
- Bei Vorbehandlung mit Cumarin-Derivaten muß die INR < 1,7 (Quick max. ca. 35 %) sein
- Zur Allergieprophylaxe: 250 mg Prednisolon i.v. oder 100–200 mg Methylprednisolon i.v.

Ulcogant®

Sucralfat

IND Ulcus ventriculi und duodeni, Streßulkusprophylaxe bei Pat. mit Schädel-Hirn-Trauma und Intensivpat.

WM Schwer lösliches Aluminumsalz des Saccharosesulfats. Lumenseitige Ausbildung eines viskösen Gels, das sich protektiv auf Ösophagus-, Magen- und Duodenalschleimhaut niederschlägt.

KI Schwere Niereninsuff./Dialysepflichtigkeit, strenge Indikationsstellung in Schwangerschaft und Stillzeit (unzureichende Erfahrungen).

DOS Streßulkusprophylaxe: 4 x 1 g tägl. über Magensonde bzw. oral vor den Mahlzeiten.

NW Obstipation, Osteopathie, Enzephalopathie (bei längerfristiger Anwendung und Niereninsuff.)

WW Verminderte Resorption von Tetrazyklinen, Phenytoin, Digoxin, Cimetidin.

- ! Mittel der Wahl zur Streßulkusprophylaxe bei Beatmungspatienten, da pH-Wert nicht beeinflußt wird
- Im Gegensatz zu H_2-Antagonisten keine Keimbesiedlung des Magens durch nur mäßige pH-Wert-Erhöhung
- Sucralfat wirkt nur im sauren Bereich Kombination mit H_2-Antagonisten vermeiden
- Heilungsraten bei Ulcus ventriculi sind der Therpie mit H_2-Antagonisten vergleichbar
- Zur Vermeidung der Adsorption anderer Medikamente zeitversetzte Applikation 1–2 h vor oder > 3 h nach Sucralfatgabe.

Suxamethonium (Succinylcholin)

Lysthenon®

IND Kurzfristige Muskelerschlaffung zur Intubation.

WM Succinylcholin besetzt anstelle von Acetylcholin die cholinergen Rezeptoren der motorischen Endplatte → initiale Erregung der Muskulatur durch Depolarisation, die durch Verhinderung der Repolarisation aufrecht erhalten wird → freigesetztes Acetylcholin trifft auf eine depolarisierte Endplatte und bleibt wirkungslos. PK: Wirkungseintritt 30–60 Sek., Wirkdauer 5–10 Min., HWZ ca. 3 Min., Elimination: Suxamethonium wird aufgespalten und renal ausgeschieden.

KI Zustände, die zu einer Hyperkaliämie führen können, z.B. Polytrauma, Verbrennungen, perforierende Augenverletzungen, relativ: erhöhter intrakranieller Druck, maligne Hyperthermie.

DOS Einzeldosis zur Intubation: 1–1,5 mg/kg KG Suxamethonium i.v.

NW Tachykardie, Bradykardie, Arrhythmie, Kammerflimmern, Erhöhung des Augeninnendruck, maligne Hyperthermie, anaphylaktischer Schock (selten!), Histaminfreisetzung.

WW Verstärkung der neuromuskulären Blockade durch β-Blocker, Lidocain.

- Schädel-Hirn-Trauma ist keine Kontraindikation für Suxamethonium: präkurarisieren oder 1/3 der Suxamethonium-Menge vorwegegeben („Self-Taming") verhindert ICP ↑ durch Muskelfaszikulationen
- Atropin begrenzt die parasympathomimetischen Effekte (Bradykardie, vermehrter Speichelfluß).
- Muskelkontraktion durch die Gabe von Suxamethonium werden durch vorherige i.v. Injektion einer nicht-depolarisierenden Relaxans, z.B. Pancuronium Organon®, gemindert („Präkurarisieren").
- Möglichst keine Nachinjektionen zur Vermeidung eines „Dual-Blocks" (Auftreten zusätzlicher depolarisationshemmender Eigenschaften von Suxamethonium).

Bricanyl®

Terbutalin

IND Akuter Asthmaanfall, Bronchospasmus.

WM Direkt wirkendes β-Sympathomimetikum mit vorwiegender β_2-Selektivität und geringer Auswirkung auf Herz-Kreislaufparameter. Bronchodilatation intrazellulär cAMP ↑, Ca^{2+} ↓). Zusätzlich Hemmung der entzündl. Mediatorfreisetzung über denselben Mechanismus. Hemmung der allerg. Sofort-, nicht jedoch Spätreaktion. PK: Wirkungseintritt rasch, Wirkdauer 4–6 h, HWZ 3–4 h, durch niedrige Resorption und hohem First-pass-Metabolismus nur inhalative oder s.c. Applikation sinnvoll, PPB 25 %, Elimination: ca. 60 % unverändert renal, Rest hepatisch.

KI Hyperthyreose, HOCM, relativ: Tachykardie, frischer Myokardinfarkt, ausgeprägte KHK, Arrhythmie, BZ-Entgleisung.

DOS
- Inhalativ: 12 Sprühstöße
- S.c.: 1/2 Amp. = 0,25 mg Terbutalin s.c.
- Bei Kindern: 0,05–0,15 mg Terbutalin s.c.

NW Häufig: Herzklopfen, Tachykardie, RR-Abfall, Muskelzittern, Unruhe, Übelkeit, Schlafstörungen; Hypokaliämie; paradoxer Abfall des pO_2 um ca. 10 % durch Zunahme der Ventilations/Perfusions-Inhomogenität möglich. Selten: Beeinträchtigung der Glukoseverwertung → bei Diabetes mellitus BZ-Kontrolle. Angina pectoris, Kammerflimmern.

WW Zunahme der NW bei Kombination mit Theophyllin möglich. Verstärkung der antiobstruktiven Wirkung mit anderen Bronchodilatatoren. Verminderung der BZ-Senkung von Antidiabetika. Verstärkte Wirkung auf das Herz-Kreislauf-System durch trizyklische Antidepressiva.

- **Cave:** Terbutalin ist zur i.v.-Applikation nicht zugelassen
- Wehenhemmung, daher nicht in der Spätschwangerschaft
- Antidot: β_1-Rezeptorenblocker (**Cave:** evtl. Auslösung eines Bronchospasmus).

Terlipressin

IND Ösophagusvarizenblutung, Senkung des Pfortaderdruckes, venöse bronchiale Blutung.

WM Humanes Polypeptid. Kontraktion der glatten Muskulatur mit Verringerung der Splanchnikusdurchblutung und damit Reduktion des Pfortaderdruckes und Ösophagusvenendruckes. **Cave:** Koronarkonstriktion → AP-Anfall. Keine orale Resorption, HWZ 6 h.

KI Hypertonie, KHK, Herzrhythmusstörungen, Niereninsuff.

DOS I.v.: 1–2 Amp., anschließend alle 4 h 1 Amp., max. Dosis 6 x 20 µg/kg KG tägl. (= 6 x 1 mg tägl. bei 50 kg).

NW RR-Anstieg, AP, Myokardinfarkt, Bradykardie, Vasokonstriktion der Hautgefäße → Blässe! Verminderung der Nierendurchblutung (Diurese ↓), Erhöhung der Uteruskontraktion, gesteigerte Darmperistaltik.

WW Keine bekannt.

- Therapie max. über 3 d
- Bessere Verträglichkeit bei gleicher Wirkung wie Vasopressin (Pitressin®), daher diesem bei Ösophagusvarizenblutung vorzuziehen
- Möglichst in Kombination mit Glyceroltrinitrat (im Perfusor 50 mg/50 ml 1–2 mg/h) wegen der Gefahr der Myokardischämie.

Theodrenalin, Cafedrin

IND Primäre und sekundäre Hypotonie, orthostatische Kreislaufregulationsstörungen, hypotones Kreislaufversagen.

WM Selektive Stimulation der β-Rezeptoren.

KI Hypertonie, Mitralstenose, Volumenmangel, Engwinkelglaukom, Phäochromozytom, Prostataadenom mit Restharnbildung, Thyreotoxikose.

DOS
- Initial: 1/2–1 Amp. i.v.
- Bei Kindern: 1.– 2. Lj. 0,2–0,4 ml Akrinor® i.v., 3.– 6. Lj. 0,4–0,6 ml, ab 7. Lj. 0,5–1 ml

NW Tachykardie, pektanginöse Beschwerden, Herzklopfen, ventrikuläre Rhythmusstörungen, Miktionsbeschwerden, Muskeltremor.

WW Frequenzsenkung durch β-Blocker, MAO-Hemmer (krisenhafter Blutdruckanstieg!).

- **Cave:** Bei Asthmatikern Anfallsauslösung durch Sulfit-Überempfindlichkeit möglich
- Antidot: β-Rezeptorenblocker, evtl. Vasodilatantien, z.B. Nitroprussidnatrium (Nipruss®), forcierte Diurese.

T

Theophyllin

Euphyllin®, Afonilum®

IND Akute Atemnotzustände aufgrund von Atemwegsobstruktionen, z.B. Asthma bronchiale, Status asthmaticus, chronisch obstruktive Bronchitis, Lungenemphysem. Cor pulmonale, z.B. Lungenembolie.

WM Hemmung der Phosphodiesterase mit Erhöhung von cAMP (bei hohen Dosen), Mobilisierung intrazellulären Ca^{2+}, Freisetzung endogener Katecholamine → Bronchodilatation (schwächer als bei β_2-Sympathomimetika), Steigerung der Atemmuskelkontraktilität, Stimulation des Atemzentrums, Drucksenkung im Lungenkreislauf. Positiv inotrop, chronotrop, dromotrop. PK: sehr gut orale Bioverfügbarkeit (95 %), Wirkungseintritt rasch, Wirkdauer 6–8 h, HWZ 8 h, PPB 60 %, Elimination: 10 % unverändert renal, Rest wird hepatisch durch Cytochrom-P450-abhängige Oxidasen zu schwächer wirksamen Metaboliten (3-Methylxanthinen) abgebaut.

KI Tachykardie, Extrasystolie, frischer Myokardinfarkt, Epilepsie.

DOS
- Initial: 5–6 mg/kg KG Theophyllin® i.v. langsam über min. 20 Min. (Bei Theophyllingabe in den letzten 12–24 h wird die Dosis halbiert). **Cave:** Max. 800 mg täglich
- Dauertherapie: 1–2 Amp. in 500 ml Ringer-Lösung oder NaCl 0,9 % → 20–40 Tr./Min.

NW GIT-Störung: Übelkeit, Erbrechen, Magenschmerzen. Schwindel, Kopfschmerz, Tremor, Tachykardie, supraventrikuläre und ventrikuläre Extrasystolie, Blutdruckabfall. Zerebraler Krampfanfall meist erst bei toxischen Spiegeln > 20 mg/l. Steigerung der Diurese. Selten: Tachypnoe, Hyperglykämie, Hämatemesis. Durch den Lösungsvermittler Ethylendiamin: selten Urtikaria, Hautrötung, Fieber, Lymphadenopathie, Bronchospasmus.

T

WW Erythromycin, Clindamycin, Ciprofloxacin, Cimentidin, Allopurinol, Propranolol, Verapamil, Furosemid, Methotrextat, Azathioprin und Diltiazem vermindern die Elimination und erhöhen die Theophyllin-Plasmaspiegel. Wirkungsverstärkung von Symphatomimetika. Nikotin: Beschleunigung der Metabolisierung von Theophyllin. Gyrasehemmer: Erhöhung der Krampfbereitschaft (Todesfälle beschrieben!). Wirkungsverminderung bei Kombination mit Kortikoiden. Verminderung der Wirksamkeit von Lithium.

! 1 mg/kg KG Theophyllin erhöht den Blutspiegel um ca. 2 mg/l
- Inkompatibilität mit Glucoselösungen
- **Cave:** Keine schnelle i.v. Injektion → Gefahr tachykarder Herzrhythmusstörungen, RR ↓, Krampfanfall
- Endobronchiale Gabe möglich
- Rasche Wirkung auch nach oraler Gabe (z.B. 1 Amp. à 0,24 g trinken lassen: Resorption in 10 Min.)
- Antidot: wiederholte Gabe von medizinischer Kohle (**Cave:** keine Barbiturate), bei Tachykardie β-Blocker (**Cave:** Atemwegsobstruktion) oder Verapamil, bei Krampfanfall Diazepam; Clonazepam (Phenytoin weniger gut geeignet).

T

Thiamazol

Favistan®

IND Thyreotoxische Krise, M. Basedow, Prophylaxe vor KM-Gabe bei V.a. latente Hyperthyreose.

WM Hemmung der Jodisation durch Blockade der Peroxidasen in der Schilddrüse. PK: orale Bioverfügbarkeit ca. 95 %, HWZ 3–5 h, Verteilungsvolumen 05,l/kg, PPB 40 %. Elimination: 10 % unverändert renal, Rest hepatisch metabolisiert.

KI Agranulozyose, Leukopenie, Thromopenie, Cholestase, Stillzeit, relative KI: stenosierende Strumen (kann zum Strumawachstum führen, evtl. mit Thyroxin kombinieren), Leberinsuff., Schwangerschaft.

DOS
- Thyreotoxische Krise: initial 40–80 mg i.v. = 1–2 Amp. Favistan® i.v., dann 40–80 mg alle 6–8 h, max. 120–270 mg tägl.
- Bei leichter Hyperthyreose: 1–2 x 40 mg/d i.v.
- Prophylaxe vor KM-Gabe bei latenter Hyperthyreose: 20–40 mg p.o. tägl., 3 d vor geplanter KM-Applikation beginnen, bis eine Woche nach Gabe nierengängniger KM.

NW Strumainduktion bei Langzeittheapie, Agranulozytose, Thrombopenie (ca. ab 8. d nach Therapiebeginn), Polyneuropathie, Geschmachsverlust, Allergie, Gatrointestinaltrakt: Übelkeit, Erbrechen, Leberschädigung.

WW Jodmangel verstärkt die Thiamazolwirkung, Jodbelastung schwächt sie ab! Wirkungsverstärkung von Kumarinen und Propranolol.

- Auch in der Schwangerschaft anwendbar, aber minimal erforderliche Dosis zur Einstellung auf grenzwertige Hyperthyreose verwenden (Thiamazol ist plazentagängig, mögliche Fetotoxizität im 2. und 3. Trimenon)
- **Cave:** Thimazol hat keinen Einfluß auf bereits ausgeschüttet Schilddrüsenhormone, z.B. bei thyreotoxischem Koma HWZ 7–10 d!

Trapanal®

Thiopental

IND Narkoseeinleitung, Status epilepticus.

WM Thiobarbiturat mit guter narkotischer und nur geringer analgetischer und muskelrelaxierender Wirkung. PK: Wirkungseintritt 10–20 Sek., Wirkungsdauer 5–20 Min., HWZ 9–16 h.

KI Barbituratallergie bei Pat. mit Asthma, dekompensierte Herzinsuff., akuter Myokardinfarkt, schwerer Leberschaden, schwere Hypovolämie oder Schock.

DOS
- Initial: 3–5 mg/kg KG Thiopental i.v.
- Status epilepticus: 1–2 mg/kg KG Thiopental i.v.

NW Dosisabhängige kardiovaskuläre Depression mit RR $\downarrow$, HF $\uparrow$, Vasodilatation, Abnahme des Herzzeitvolumens, myokardialer Sauerstoffverbrauch $\uparrow$, VES; Atemdepression bis hin zur Apnoe, Histaminfreisetzung $\rightarrow$ Husten, Laryngo- und Bronchospasmus.

WW Verstärkter Abbau von Kortikosteroiden, Phenytoin, Kontrazeptiva, Cumarin; Wirkungsverlängerung von trizyklischen Antidepressiva.

- Intraarterielle Injektion verursacht Gefäßspasmus mit Gefahr der Gangrän der betroffenen Region
- Paravasale Injektion kann Gewebsnekrosen verursachen
- Aufgrund der antikonvulsiven Wirkung zur Durchbrechung des Status epilepticus geeignet.

Thyroxin (T_4)

L-Thyroxin
Henning®, Euthyrox®

IND
- i.v.: Schilddrüsenhormonsubstitution beim Myxödemkoma, Zustand nach Schilddrüsen-OP.
- p.o.: Hypothyreose, Rezidivprophylaxe nach Struma-OP.

WM Synthetisches Schilddrüsenhormon. Steigerung von Grundumsatz, Wärmeproduktion und O_2-Verbrauch, Steigerung des Wachstums, Hemmung der Protein- und Glykogensynthese, Stimulation von Kalzium- und Phosphatumsatz.

KI Akuter Myokardinfarkt, Myokarditis, NNR-Insuff., relative KI: Angina pectoris, tachykarde Arrhythmien, Z.n. Infarkt, Herzinsuff.; in der Schwangerschaft nicht als Begleittherapie zu Thyreostatika geben.

DOS
! Tagesbedarf 100–200 µg
- Perfusor: bei Myxödemkoma nach Vorbehandlung, initial 300–500 µg in 50 ml NCl 0,9 % über 10 h = 5 ml/h; dann alle 8–24 h 50–200 µg als Kurzinfusion
- p.o.: Substitution nach Schilddrüsen-OP 50–150 µg tägl.

NW Klinische Symptome der Überdosierung wie bei Hyperthyreose: Nervosität, Schlaflosigkeit, Tachykardie, Durchfälle, Gewichtsverlust, Herzrhythmusstörungen, Angina pectoris.

- I.v.-Gabe nur unter fortlaufender EKG-Kontrolle

! T_4 und TSH Bestimmung 24 h nach der letzten Gabe
- Bei Pat. mit KHK: vorsichtige, einschleichende Dosierung, da Steigerung des O_2-Verbrauchs durch Thyroxin zu AP-Symptomatik führen kann. Dosisreduktion bei AP-Beschwerden
- Antidota: Keine Thyreostatika, Plasmapherese, β-Blocker.

Toluidinblau®

Toloniumchlorid

IND
- Behandlung der Methämoglobinämie bei Intoxikation durch Nitrate, Nitrite, aromatische Amine
- Nach Überdosierung von 4-DMAP® im Rahmen der Antidottherapie nach Cyanidintoxikation.

WM Redoxfarbstoff, der die Reduktion von Methämoglobin beschleunigt, wodurch wieder ein aktiver Sauerstofftransport ermöglicht wird.

DOS Initial 2–4 mg/kg KG Toloniumchlorid® langsam i.v., evtl. Wiederholung nach 30 Min. möglich

NW Erbrechen, Herzrhythmusstörungen, Blaufärbung der Haut, evtl. Zunahme der Zyanose.

- ! Eine Blaufärbung der Haut nach der i.v.-Injektion von Toluidinblau® ist nicht mehr mit einer Zyanose gleichzusetzten.
- Der pulsoxymetrische SpO_2-Wert hat nach der Gabe von Toluidinblau keine diagnostische Bedeutung mehr, da er falsch erniedrigt, der tatsächliche Wert also höher liegt.

Triamcinolon

Volon® A solubile

IND Anaphylaxie, Status asthmatikus, anaphylaktischer Schock, Schädelhirntrauma.

WM Langwirkendes fluoriertes Glukokortikoid. Ausgeprägte antiallergische, antiphlogistische und membranstabilisierende Eigenschaften. PK: Wirkungseintritt 2–5 Min., Wirkdauer 12–36 h, HWZ 80–90 Min., geringe Bindung an Plasmaalbumin, Elimination fäkal.

DOS Initial: 40–200 mg Triamcinolon i.v.

NW Bei schneller Injektion: Übelkeit, Hitzegefühl, Rötung, Bläschenbildung; Bei Langzeitanwendung: Vollmondgesicht, Stammfettsucht (Cushing-Syndrom), Muskelschwäche, Muskelschwund, Osteoporose, verminderte Glucosetoleranz, Verschlechterung eines bestehenden Diabetes mellitus, Hormonhaushalt: Amenorrhoe, Hirsutismus, Impotenz; Hautveränderungen: Striae rubrae, Petechien, Ekchymosen, Akne; Magen-Darm-Beschwerden: Ulcus ventriculi; Veränderungen des Immunsystems; Schwindel, Schwitzen, Glaukom, Thromboserisiko ↑, Pankreatitis.

WW Wirkungsverstärkung von Digitalis (Kaliummangel), Wirkungsabschwächung von Antidiabetika, Cumarinderivate, Rifampicin. Vermehrte Kaliumausscheidung bei Saluretika.

Triamcinolon ist ein Glukokortikoid mit größter Einsatzmöglichkeit bei der anaphylaktischen Reaktion.

Triflupromazin

IND Übelkeit, Erbrechen, Unruhe, Singultus. Prämedikation vor Narkoseeinleitung.

WM Neuroleptikum mittelstarker Wirksamkeit aus der Phenothiazingruppe mit antiemetischen, sedierenden, antipsychotischen Wirkungen.

DOS 5–10 mg = 1/2–1 Amp. à 10 mg langsam i.v.

NW RR-Abfall, AV-Block, Mundtrockenheit, Harnverhalt, Krampfanfall, Dyskinesien, Agranulozytose.

WW Wirkungssteigerung von Sedativa, Antihypertensiva, Wirkungsverminderung von Levodopa.

- Sehr starkes Antiemetikum mit sofortigem Wirkungseintritt nach i.v.-Applikation
- Kombination mit Butylscopolamin und Metoclopramid ist möglich
- Antidot: Bei schweren extrapyramidalen Symptomen: 5 mg Biperiden (Akineton®) i.m. oder i.v.

Trometamol

IND Metabolische Azidose

WM Pufferung organischer Säuren, auch intrazellulär wirksam.

KI Oligurie, Anurie, Hyperkaliämie

DOS 2,5 mmol/kg KG/h der 0,3 molaren Lösung, max. Behandlungsdauer 24 h

NW Hyperkaliämie, Hypoglykämie, Atemdepression, Kumulation bei Niereninsuff.

- Nur ausnahmsweise unter strenger Überwachung indiziert
- Geringer Na^+-Gehalt
- **Cave:** Nekrosen bei paravasaler Infusion.

Ebrantil®

Urapidil

IND Hypertonie, Hypertensive Krise, insbesondere bei zentraler Regulationsstörung.

WM Zentrale Aktivierung der α-Rezeptoren, periphere Blockade der postsynaptischen α_1-Rezeptoren sowie Stimulierung der präsynaptischen α_2-Rezeptoren → Weitstellung der Gefäße → Sympathikolyse → RR ↓. PK: orale Bioverfügbarkeit 70 %, Wirkungseintritt 2–5 Min., Wirkdauer 1–3 h, HWZ 2–4 h, PPB 80 %, Elimination: 15 % unverändert renal, Rest hepatisch metabolisiert.

KI Schwangerschaft, Aortenisthmusstenose.

DOS
- I.v.: 10–50 mg Urapidil langsam i.v. (2 mg/Min.)
- Perfusor: 150 mg = 3 Amp. auf 50 ml NaCl 0,9 % mit 3–10 ml/h = 9–30 mg/h.

NW Zu starker RR-Abfall, Herzklopfen. Vegetative Störungen: Schwindel, Kopfschmerzen, Unruhe, Schweißausbruch.

WW Wirkungsverstärkung bei Kombination mit anderen Antihypertonika, Alkohol.

- Tachyphylaxie nicht bekannt
- Individuell unterschiedliche Ansprechbarkeit
- Keine Beeinflussung der zerebralen und renalen Durchblutung, kein Hirndruckanstieg
- Antidot: Hochlagern der Beine, Volumensubstitution. In schweren Fällen Akrinor®, Dihydergot®, Effortil®, Novadral®.

Urokinase

Actosolv®

IND Akuter Myokardinfarkt, akute Lungenembolie, Rekanalisation künstlicher arteriovenöser Shunts.

WM Fibrinolytikum, das eine direkte Aktivierung von Plasminogen zu Plasmin bewirkt. PK: HWZ 10 Min., Elimination: renal und hepatisch.

KI Bauchaortenaneurysma, Colitis ulcerosa/M. Crohn, 4–6 Wo. nach zerebralem Insult, 6 d nach einer Geburt, schwerer Diabetes mellitus mit Augenhintergrundveränderungen, schwerer Hypertonus, frische Operationen.

DOS
- Akuter Myokardinfarkt: Bolus von 2 Mio. IE über 2–5 Min., anschließend 1,5 Mio. IE als Infusion über 90 Min., alternativ 3 Mio. IE über 60 Min.
- Akute Lungenembolie: 250.000–500.000 IE über 2–5 Min., anschließend 50.000–100.000 IE/h

NW Unkontrollierbare Blutungen, Auslösung einer Embolie

WW Erhöhte Blutungsgefahr bei Einnahme von Antikoagulantien, Thrombozytenaggregationshemmern, nicht-steroidalen Antiphlogistika, Dextranen.

- Um eine Rethrombosierung zu verhindern, immer eine High-Dose-Heparinisierung anschließen, z.B. 5000 IE Liquemin N® i.v., dann 1000 IE/h
- Bei lebensbedrohlichen Blutungen: 500.000 KIE Aprotinin (Trasylol®), dann alle 4 h 200.000 KIE, falls erforderlich können Gerinnungsfaktoren substituiert werden.

Vecuronium

IND Muskelrelaxation zur Intubation und Beatmung.

WM Kompetitive Blockade der Acetylcholinrezeptoren an der motorischen Endplatte. PK: Wirkungseintritt 1–3 Min., Wirkdauer 20–30 Min., HWZ ca. 1 h, Elimination: ca. 50 % biliär.

KI Leberversagen.

DOS
- Einzeldosis zum Präkurarisieren: 0,01–0,02 mg/kg KG Vecuronium i.v.
- Intubationsdosis: 0,08–0,1 mg/kg KG Vecuronium i.v.
- Wiederholungsdosis: 0,02–0,05 mg/kg KG Vecuronium i.v.

NW Tachykardie, mäßiger RR-Anstieg, Bronchospasmus (selten!).

WW Verstärkung der neuromuskulären Blockade durch Ca^{2+}-Antagonisten, β-Blocker, Schleifendiuretika, Lokalanästhetika (z.B. Lidocain).

- Nebenwirkungsärmer als Pancuronium
- Antidot: Gabe von 0,5–5 mg Neostigmin (Prostigmin®) i.v., evtl. zusätzlich 0,5–1 mg Atropin i.v.

Verapamil

Isoptin®

IND Paroxysmale supraventrikuläre Tachykardie, Vorhoftachykardie mit wechselnder schneller Überleitung, absolute Arrhythmie mit schneller Überleitung, supraventrikuläre Extrasystolen, art. Hypertonie, KHK, Prinzmetal-Angina, Antagonisierung der tachykarden Wirkung von β-Sympathomimetika bei medikamentöser Wehenhemmung und Theophyllin-Therapie.

WM Antiarrhythmikum der Klasse IV. Blockierung der langsamen Ca^{2+}-Kanäle (L-Typ). Hemmung langsamer Aktionspotentiale, die physiologisch im Sinus- und AV-Knoten und unter pathologischen Bedingungen im hypoxischen Myokard vorkommen → Suppression von ektopen Zentren. Depressionen der sinuatrialen Strukturen beim Sinusknotensyndrom, beim Gesunden nur gering ausgeprägt. Negative Inotropie und Vasodilatation (teils bedrohliche RR-Abfälle möglich). Sinusfrequenz ↔ - ↓, PQ-Zeit ↓, QRS-Dauer ↔. Ther. Wertigkeit: Vorhof 0, AV-Knoten +++, akz. Bahn 0, Ventrikel 0, PK: orale Bioverfügbarkeit 20 % bei ausgeprägtem First-pass-Metabolismus (Bioverfügbarkeit auf ca. 40 % erhöht bei Sättigung des hepatischen Metabolismus), Wirkungseintritt rasch, HWZ 4–5 h, PPB 90 %, Elimination: hepatischer Abbau zu (pharmakologisch schwächer wirksamen) aktiven (Norverapamil) und inaktiven Metaboliten.

KI Schwere Herzinsuff., Schock, Sinusknotensy., SA-Block, AV-Block II.° und III.°, Vorhofflimmern/flattern bei WPW-Syndrom, akuter Myokardinfarkt.

DOS
- I.v.: 5 mg Verapamil langsam über 2–3 Min. i.v., Wiederholung nach 15 Min. möglich
- Perfusor: 2 Amp. à 20 ml = 100 mg auf 50 ml NaCl 0,9 % mit 4–10 mg/h = 2–5 ml/h Max. Dosierung 10 mg/h = 5 ml/h. Max. Tagesdosis 100 mg!
- Kinder:

– Neugeborene: 0,75–1 mg Verapamil i.v.
– Säuglinge: 0,75–2 mg Verapamil i.v.
– 1–5 Jahre: 2–3 mg Verapamil i.v.
– 6–14 Jahre: 2,5–5 mg Verapamil i.v.

NW AV-Block, Bradykardie, Herzinsuff., RR-Abfall, Obstipation, Allergie, Herzklopfen, Flush.

WW Digoxin (Erhöhung des Glykosidspiegels im Serum), Antikoagulantien und Thrombozytenaggregationshemmer (Blutungsgefahr). Wirkungsverstärkung von β-Blockern.

- Aufgrund der Nebenwirkungen Verapamil präklinisch nur unter laufender EKG-Kontrolle injizieren
- **Cave:** Keine i.v.-Kombination mit β-Blockern
- Nicht in der frühen Schwangerschaft anwenden
- Geringe Wirkung bei Sinustachykardien
- **Cave:** Keine Mischung mit alkoholischen Lösungen → Ausfällung
- Überdosierung: 10–20 ml Calcium 10 % i.v., bei Bradykardie die Atropin oder Alupent®, evtl. temporäre Schrittmachertherapie.

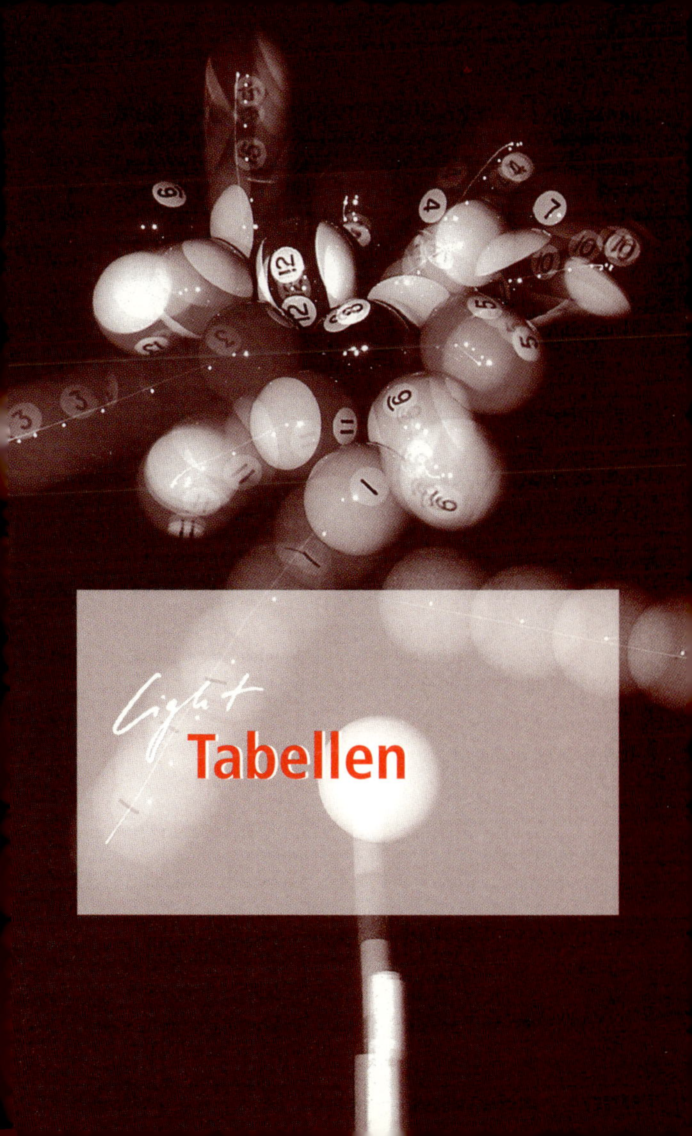

Light Tabellen

Dosierungsumrechnung von µg/kg KG/Min. in mg/h									
µg/kg KG/Min.	mg/h bei einem Körpergewicht von								
	10 kg	20 kg	30 kg	40 kg	50 kg	60 kg	70 kg	80 kg	90 kg
0,1	0,06	0,12	0,18	0,24	0,3	0,36	0,42	0,48	0,54
0,2	0,12	0,24	0,36	0,48	0,6	0,72	0,84	0,96	1,08
0,3	0,18	0,36	0,54	0,72	0,9	1,08	1,26	1,44	1,62
0,4	0,24	0,48	0,72	0,96	1,2	1,44	1,68	1,92	2,16
0,5	0,3	0,6	0,9	1,2	1,5	1,8	2,1	2,4	2,7
1,0	0,6	1,2	1,8	2,4	3,0	3,6	4,2	4,8	5,4
2,0	1,2	2,4	3,6	4,8	6,0	7,2	8,4	9,6	10,8
2,5	1,5	3,0	4,5	6,0	7,5	9,0	10,5	12,0	13,5
3,0	1,8	3,6	5,4	7,2	9,0	10,8	12,6	14,4	16,2
4,0	2,4	4,8	7,2	9,6	12,0	14,4	16,8	19,2	21,6
5,0	3,0	6,0	9,0	12,0	15,0	18,0	21,0	24,0	27,0
6,0	3,6	7,2	10,8	14,4	18,0	21,6	25,2	28,8	32,4
7,0	4,2	8,4	12,6	16,8	21,0	25,2	29,4	33,6	37,8
8,0	4,8	9,6	14,4	19,2	24,0	28,8	33,6	38,4	43,2
9,0	5,4	10,8	16,2	21,6	27,0	32,4	37,8	43,2	48,6
10,0	6,0	12,0	18,0	24,0	30,0	36,0	42,0	48,0	54,0
12,0	7,2	14,4	21,6	28,8	36,0	43,2	50,4	57,6	64,8
15,0	9,0	18,0	27,0	36,0	45,0	54,0	63,0	72,0	81,0
20,0	12,0	24,0	36,0	48,0	60,0	72,0	84,0	96,0	108,0

Allgemeine Berechnungsformel

Dosierung in mg/h =
Dosierung (µg/kg KG/Min.) x Körpergewicht (kg) x 60.000

Dosierungsumrechnung von mg/h auf ml/h

mg/h	Perfusoreinstellung in ml/h bei einer Medikamentenkonzentration pro Perfusorspritze (50 ml) von (mg)									
	1	5	10	15	20	25	50	100	200	250	500
0,01	0,5	0,1	0,05	-	-	-	-	-	-	-	-
0,02	1,0	0,2	0,1	0,06	0,05	-	-	-	-	-	-
0,03	1,5	0,3	0,15	0,1	0,07	0,06	-	-	-	-	-
0,04	2,0	0,4	0,20	1,3	0,1	0,08	-	-	-	-	-
0,05	2,5	0,5	0,25	0,16	0,12	0,1	0,05	-	-	-	-
0,06	3,0	0,6	0,30	0,2	0,15	0,12	0,06	-	-	-	-
0,07	3,5	0,7	0,35	0,23	0,17	0,14	0,07	-	-	-	-
0,08	4,0	0,8	0,40	0,26	0,2	0,16	0,08	-	-	-	-
0,09	4,5	0,9	0,45	0,30	0,22	0,18	0,09	-	-	-	-
0,1	5,0	1,0	0,50	0,33	0,25	0,2	0,1	0,05	-	-	-
0,2	10,0	2,0	1,0	0,66	0,5	0,4	0,2	0,1	0,05	-	-
0,3	15,0	3,0	1,5	1,0	0,75	0,6	0,3	0,15	0,07	0,06	-
0,5	25,0	5,0	2,5	1,66	1,25	1,0	0,5	0,25	0,12	0,1	0,05
0,7	35,0	7,0	3,5	2,33	1,75	1,4	0,7	0,35	0,17	0,14	0,07
0,9	45,0	9,0	4,5	3,0	2,25	1,8	0,9	0,45	0,22	0,18	0,09
1,0	50,0	10,0	5,0	3,33	2,5	2,0	1,0	0,5	0,25	0,2	0,1
2,0	100	20,0	10,0	6,66	5,0	4,0	2,0	1,0	0,5	0,4	0,2
3,0	-	30,0	15,0	10,0	7,5	6,0	3,0	1,5	0,75	0,6	0,3
4,0	-	40,0	20,0	13,3	10,0	8,0	4,0	2,0	1,0	0,8	0,4
5,0	-	50,0	25,0	16,6	12,5	10,0	5,0	2,5	1,25	1,0	0,5
6,0	-	60,0	30,0	20,0	15,0	12,0	6,0	3,0	1,5	1,2	0,6
7,0	-	70,0	35,0	23,3	17,5	14,0	7,0	3,5	1,75	1,4	0,7
8,0	-	80,0	40,0	26,6	20,0	16,0	8,0	4,0	2,0	1,6	0,8
9,0	-	90,0	45,0	30,0	22,5	18,0	9,0	4,5	2,25	1,8	0,9
10	-	100	50,0	33,3	25,0	20,0	10,0	5,0	2,5	2,0	1,0
30	-	-	-	100	75,0	60,0	30,0	15,0	7,5	6,0	3,0
50	-	-	-	-	125	100	50,0	25,0	12,5	10,0	5,0
70	-	-	-	-	-	-	70,0	35,0	17,5	14,0	7,0
80	-	-	-	-	-	-	80,0	40,0	20,0	16,0	8,0
90	-	-	-	-	-	-	90,0	45,0	22,5	18,0	9,0
100	-	-	-	-	-	-	100	50,0	25,0	20,0	10,0

Allgemeine Berechnungsformel:

Dosierung in ml/h =

$$\frac{\text{Perfusorspritzeninhalt (50 ml)}}{\text{Medikament (mg) in der Perfusorspritze}} \times \text{Dosierung (mg/h)}$$

Beispiel: Es sollen bei einem 80 kg schweren Pat. eine Dosierung von 0,2 mg/kg KG/h Diltiazem (Dilzem®) verabreicht werden. Hierzu werden 100 mg Dilzem® auf 50 ml NaCl 0,9 % aufgezogen.

0,2 mg/kg KG/h x 80 kg= 16 mg/h

Aus Tab. 2 erhält man die Perfusoreinstellung:
16 mg/h = 10 mg/h + 6 mg/h = 3 ml/h + 5 ml/h = 8 ml/h

Antiarrhythmika	ther. Bereich [µmol/l]	Umrechnungs-faktor[1]	ther. Bereich [mg/l]
Ajmalin	0,09–0,15	3	0,03–0,05
Amiodaron	0,8–4,7	1,6	0,5–3,0
Chinidin	6–15	3	2–5
Disopyramid	6–15	3	2–5
Flecainid	0,5–2,5	2,5	0,2–1,0
Lidocain	8,5–21,5	4,3	2–5
Mexiletin	2,8–11,2	5,6	0,5–2,0
Phenytoin[2]			
Procainamid	17–43	4,3	4–10
N-Acetyl-Procainamid[3]	22–72	3,7	6–20
Propafenon	0,6–3,0	3	0,2–2,7
Sotalol	3–10	3,7	0,8–2,7
Tocainid	20–50	5,2	4–10
Verapamil	0,04–0,20	2,2	0,02–0,10

[1] Umrechnungsfaktor (UF) = 1000 : MG, d.h. µmol/l = UF x mg/l
[2] Ther. Bereich definiert für antikonvulsive Langzeitbehandlung ☞ Antiepileptika
[3] Aktiver Metabolit des Procainamids

Antibiotika/Antimykotika					
	[µmol/l]		Umrechnungsfaktor[1]	[mg/l]	
	Talspiegel[2]	Ther. Bereich		Talspiegel[2]	Ther. Bereich
Amikacin	< 9	26–43	1,7	< 5	15–25
Amphotericin B		0,2–2,2	1,1		0,2–2,0
Chloramphenicol		16–62	3,1		5–20
Cotrimoxazol Trimethoprim Sulfamethoxazol		5–14 160–400	3,4 4,0		1,5–4,0 40–100
Fluconazol		13,2—6	3,3		4–8
Flucytosin		bis 780	7,8		bis 100
Gentamycin	< 4.5	11–26	2,2	< 2	5–12
Streptomycin	< 8,5	26–68	1,7	< 5	15–40
Teicoplanin		bis 5	0,5		bis 10
Tobramycin	< 4,5	11–25	2,1	< 2	5–12
Vancomycin	< 7	bis 28	0,7	< 10	bis 40

[1] Umrechnungsfaktor (UF) = 1000 : MG, d.h. µmol/l = UF x mg/l
[2] Talspiegel (trough-level) werden am Ende des Dosierungsintervalls direkt vor erneuter Medikamentenapplikation bestimmt und sollen den angegebenen Wert nicht überschreiten.

Antidepressiva

	Ther. Bereich [µmol/l]	Umrechnungs-faktor[1]	ther. Bereich [mg/l]
Amitriptylin (+ Nortriptylin)[2]	0,40–0,90	3,6	0,10–0,25
Clomipramin (+Desme-thylclomipramin)[2]	0,50–1,00	3,2	0,15–0,30
Desipramin	0,25–0,95	3,8	0,06–0,25
Doxepin (+ Desmethyldoxepin)[2]	0,20–0,90	3,6	0,06–0,25
Imipramin (+ Desipramin)[2]	0,35–1,10	3,6	0,10–0,30
Nortriptylin	0,20–0,60	3,8	0,05–0,15

[1] Umrechnungsfaktor (F) = 1000 : MG, d.h. µmol/l = UF x mg/l

[2] Im Rahmen des ther. drug monitorings oder der toxikol. Analyse werden die Plasmakonzentrationen des entsprechenden Pharmakons mit denen des jeweiligen aktiven Metaboliten (in Klammern) summiert.

Antiepileptika

	Ther. Bereich [µmol/l]	Umrechnungs-faktor[1]	ther. Bereich [mg/l]
Carbamazepin	17–42	4,2	4–10
Clonazepam	0,06–0,22	3,2	0,02–0,07
Ethosuximid	285–710	7,1	40–100
Phenobarbital	43–130	4,3	10–30
Phenytoin	40–80	4,0	10–20
Primidon[2]	23–55	4,6	5–12
Valproinsäure	345–690	6,9	50–100

[1] Umrechnungsfaktor (UF) = 1000 : MG, d.h. µmol/l = UF x mg/l

[2] Wird zu Phenobarbital metabolisiert, gleichzeitige Bestimmung des Phenobarbitalspiegels (deutlich längere HWZ) erforderlich

Sonstige			
	Ther. Bereich[µmol/l]	**Umrechnungs-faktor[1]**	**ther. Bereich [mg/l]**
Ciclosporin A	0,08–0,25	0,8	0,1–0,3
Digitoxin	17–33 nmol/l	1,3	13–25 µg/l
Digoxin	0,9–2,6 nmol/l	1,3	0,7–2,0 µg/l
Lithium	300–1300		
Salicylat	145–720[2] 420–2160[3]	7,2	20–100[2] 100–300[3]
Theophyllin	44–110	5,5	8–20

[1] Umrechnungsfaktor (F) = 1000 : MG, d.h. µmol/l = UF x mg/l
[2] Bei analgetisch/antipyretischer Wirkung
[3] Bei antiphlogistischer Wirkung

Medikamentendosierungen bei Niereninsuffizienz

Substanz	Dosis in % Normaldosis bei Glomerulumfiltrat von [ml/Min]			Serum-HWZ bei normaler Nierenfunkt. [h]
	> 50	10–50	< 10	
Acebutolol	100	25	15	3
Aciclovir	100	50	15	2
Allopurinol	100	50–75	10–30	0,8
Amantadin	50	15–30	5–10	12
Amikacin	30–60	15–30	10–15	1,8
Amilorid	100	-	-	8
Amiodaron	100	100	100	ca. 800
Amoxycillin	100	50	25	1,1
Amphotericin B	100	100	50–75	ca. 300
Ampicillin	100	50	10–20	1,1
Amrinon	75–100	50–75	25–50	4,2
Atenolol	100	50	25	4,2
Azathioprin	100	100	75	0,2
Azlocillin	100	50	25	1,3
β-Acetyldigoxin	75–100	30–60	20–30	24
Aztreonam	100	50	25	1,7
Bacampicillin	100	50	25	1,0
Bleomycin	100	10–50 n. GFR	≤ 10 n. GFR	3
Bromocriptin	Titrieren			3
Captopril	100	100	25–75	2
Carbamazepin	100	100	100	15
Cefaclor	100	50–75	25–50	0,8
Cefalexin	100	50–75	25	1,5
Cefamandol	100	50	25	0,9
Cefazedon	50–80	30–50	10–20	1,5
Cefazolin	100	50	25	1,8
Cefmenoxim	30–80	30	10–20	1,1
Cefoperazon	100	100	100	2
Cefotaxim	100	50	25	1,1

Medikamentendosierungen bei Niereninsuffizienz				
Substanz	Dosis in % Normaldosis bei Glomerulumfiltrat von [ml/Min]			Serum-HWZ bei normaler Nierenfunkt. [h]
	> 50	10–50	< 10	
Cefotiam	50–75	20–50	10–20	0,75
Cefoxitin	80–100	50	10–20	1,1
Ceftazidim	100	50	25	1,8
Ceftizoxim	100	50	25	1,5
Ceftriaxon	100	100	100	7
Cefuroxim	100	50	15–25	1,1
Chinidin	100	100	100	5
Chloramphenicol	100	100	100	4
Chloralhydrat	100	-	-	10
Chloroquin	100	25–50	25	ca. 1000
Chlorpromazin	100	100	-	25
Ciclosporin	100	100	100	8
Cilastatin	100	50–75	25–50	0,8
Cimetidin	100	75	50	3,8
Ciprofloxacin	100	50–75	50	3–5
Cis-Platin	100	75	50	α 0,5, β 30
Clavulansäure	100	100	50–75	1
Clindamycin	100	100	100	3
Clofibrat	100	50	25	18
Clonazepam	100	100	100	40
Clonidin	100	100	50–75	8
Cyclophosphamid	100	100	75	8
Cytarabin	100	100	100	α 0,25, β 2
Daunorubicin	100	100	100	α 1, β 27
Diazepam	100	100	100	50–70
Diazoxid	100	100	100	48
Digitoxin	100	100	100	180
Digoxin	100	50	25	40
Dihydralazin	100	100	75–100	3

Medikamentendosierungen bei Niereninsuffizienz

Substanz	Dosis in % Normaldosis bei Glomerulumfiltrat von [ml/Min]			Serum-HWZ bei normaler Nierenfunkt. [h]
	> 50	10–50	< 10	
Diltiazem	100	100	100	6
Diphenhydramin	100	100	100	7
Disopyramid	100	50	25	6
Dobutamin	100	100	100	2,4 Min.
Doxepin	100	100	100	17
Doxorubicin	100	100	100	α 1, β 30
Doxycyclin	100	100	100	20
Enalapril	100	75	50	11
Erythromycin	100	100	100	2,0
Ethambutol	100	50	25	3,1
Etoposid	100	?	?	6
Famotidin	100	50	25	3
Flecainid	100	50–75	25–50	15
Flucloxacillin	50–100	50	20–40	0,9
Fluconazol	100	50	25	35
Flucytosin	100	50	10–25	4
Fluouracil	100	100	100	0,2
Flurazepam	100	100	100	70–100
Furosemid	100	100	100	0,9
Ganciclovir	50	25–50	25	3
Gentamicin	30–70	15–30	10	2,5
Gliquidon	100	100	100	17
Glyceroltrinitrat	100	100	100	0,5
Griseofulvin	100	100	100	15
Guanethidin	100	50	25	130
Haloperidol	100	100	100	20
Heparin	100	100	100	2
Hydralazin	100	75	50	1

Medikamentendosierungen bei Niereninsuffizienz				
Substanz	**Dosis in % Normaldosis bei Glomerulumfiltrat von [ml/Min]**			**Serum-HWZ bei normaler Nierenfunkt. [h]**
	> 50	**10–50**	**< 10**	
Hydro-chlorothiazid	100	100	-	2,5
Ibuprofen	100	100	100	2
Imipenem	100	50–75	25–50	1,0
Indometacin	100	100	100	4
Isoniacid	100	100	25–50	2
Isosorbitdinitrat	100	100	100	0,4
Ketoconazol	100	100	100	5
Latamoxef	50–100	50	10–25	2,5
Levodopa	Titrieren			1,3
Lidocain	100	100	100	2
Lithium	Spiegel	25–50	25	26
Lorazepam	100	100	100	16
Mebendazol	100	100	100	?
Methadon	100	75	50	30
Methaqualone	100	-	-	30
Methotrexat	100	Spiegelkontrolle		α 2,0, β 12
Methyl-prednisolon	100	100	100	2
Methyldigoxin	75–100	30–60	20–30	40
Methyldopa	100	100	50–75	1,8
Metoclopramid	100	75	50	6
Metoprolol	100	100	100	3,5
Metronidazol	100	100	25–50	7
Mexiletin	100	100	50–75	10
Mezlocillin	75	40–50	25	0,8
Minoxidil	100	100	100	3,1
Minocyclin	100	100	-	20
Mitomycin	100	100	75–100	α 0,1, β 0,9
Mitoxantron	100	100	100	α 0,1, β 1,1, γ 43

Medikamentendosierungen bei Niereninsuffizienz

Substanz	Dosis in % Normaldosis bei Glomerulumfiltrat von [ml/Min]			Serum-HWZ bei normaler Nierenfunkt. [h]
	> 50	10–50	< 10	
Morphin	100	75	50	2,5
Nadolol	100	50	25	17
Naloxon	100	100	100	1,3
Naproxen	100	100	100	14
Nifedipin	100	100	100	3
Nitrofurantoin	100	-	-	0,3
Nitroprussid-natrium	100	100	100	0,1
Norfloxacin	100	75	50	3,5
Nortriptylin	100	100	100	35
Ofloxacin	70–100	50–70	10–30	5
Oxacillin	100	100	50–75	0,5
Oxazepam	100	100	100	16
Paracetamol	100	100	100	2,3
Penicillin-G	100	75	15–50	0,5
Pentamidin	100	100	50	6 (i.v.)
Phenytoin	100	100	100	20
Pindolol	100	100	100	3,5
Piperacillin	75	40–50	10–20	1,4
Prazosin	100	100	100	2,5
Prednisolon	100	100	100	2,2
Prednison	100	100	100	3,5
Primidon	100	75	-	12
Procainamid	100	50	25	2,0
Propafenon	100	75–100	50–75	3
P0ropranolol	100	100	100	3,5
Ranitidin	100	75	50	2,5
Rifampicin	100	100	100	3,5
Salicylate	100	50–75	-	15

Medikamentendosierungen bei Niereninsuffizienz				
Substanz	Dosis in % Normaldosis bei Glomerulumfiltrat von [ml/Min]			Serum-HWZ bei normaler Nierenfunkt. [h]
	> 50	10–50	< 10	
Sotalol	100	30	15–30	7
Spironolacton	100	-	-	20
Streptomycin	100	50–75	25–50	2,5
Sulbactam	100	50–75	25–50	1,2
Suldinac	100	100	75 ?	18
Tamoxifen	100	100	100	α 12, β 160
Temazepam	100	75	75–50	13
Terbutalin	100	50	KI	3,5
Theophyllin	100	100	100	8
Timolol	100	100	100	5
Tobramycin	30–70	15–30	10	2
Tocainid	100	100	50	12
Triamteren	100	-	-	15
Trimethoprim/ Sulfamethoxazol	75	50	KI	10
Urapidil	100	100	100	2,7
Valproinsäure	100	100	75	12
Vancomycin	50–100	10–50	10	6
Verapamil	100	100	50–75	5
Vinblastin	100	100	100	α 0,1, β 1, γ 25
Vincristin	100	100	100	α 0,1, β 0,6, γ 23
Zidovudin	100	100	75	1,8

Arzneimittel in der Schwangerschaft (Positivliste)

Arzneimittel	1.–12. SSW	13.–39. SSW	um die Geburt	Stillperiode
Acetylsalicylsäure	(+)	(+)	- -	(+)
Aminoglykosid-Antibiotika	- -	- -	- -	+
Amphotericin B (systemisch)	- -	(-)	(-)	+
Amoxycillin	+	+	+	+
Ampicillin	+	+	+	+
Ascorbinsäure	(+)	+	+	+
Atropin	(+)	(+)	(+)	(+)
Barbiturate	- -	(+)	(+)	+
Benzodiazepine	(-)	(-)	- -	*
β-Blocker (vorwiegend β_1)	(+)	+	+	(+)**
β-Mimetika (vorwiegend β_2)	(+)	+	(+)	+
Bromhexin	- -	(+)	(+)	+
Bromocriptin	- -	- -	- -	(-)
ACE-Hemmer	- -	- -	- -	(+)
Carbamazepin	(-)	(-)	(-)	+
Carbimazol	- -	(-)	(-)	(+)
Cefalosporine	(+)	+	+	+
Chloroquin	(+)	(+)	(+)	+
Chlorpromazin	- -	(+)	(+)	- -
Cimetidin	- -	(-)	- -	- -
Clomethiazol	- -	- -	(+)	(-)
Clotrimazol	(+)	+	+	+
Codein	- -	(-)	(-)	(+)
Co-trimoxazol	- -	(+)	(+)	***
Cromoglycinsäure	- -	+	+	+
Cumarine	- -	(-)	- -	****
Dextran	+	+	+	+
Diclofenac	- -	(+)	- -	(+)

Arzneimittel in der Schwangerschaft (Positivliste)				
Arzneimittel	1.– 12. SSW	13.– 39. SSW	um die Geburt	Stillperiode
Digoxin/Digitoxin	+	+	+	+
Dihydralazin	(+)	+	+	+
Dihydroergotamin	- -	(+)	- -	+
Diphenhydramin	- -	- -	- -	(+)
Doxylamin	(+)	(+)	(+)	(+)
Erythromycin	(+)	+	+	+
Fenbufen	- -	(+)	- -	+
Fentanyl	- -	- -	- -	- -
Furosemid	- -	(-)	(-)	(+)
Fusidinsäure	(+)	+	+	+
Glukokortikoide	- -	(-)min	(-)min	(-)min
Glyceroltrinitrat	(+)	+	+	+
Haloperidol	- -	- -	- -	(+)
Halothan	(+)	(+)	(+)	+
Heparin	(+)	+	+	+
Hydrochlorothiazid	- -	(-)	(-)	(+)
Ibuprofen	- -	(+)	- -	+
Imipramin	- -	(+)	- -	+
Indometacin	- -	(+)	- -	- -
Insulin (Human-)	+	+	+	+
Jodid (Substitution)	+	+	+	+
Lidocain	(-)	(-)	- -	+
Lithiumsalze	- -	- -	- -	- -
Mebendazol	(+)	(+)	(+)	+
Meclozin	+	+	- -	+
Meprobamat	- -	(+)	(+)	- -
Metamizol	- -	(-)	- -	- -
Methoxyfluran	(+)	(+)	(+)	+
α-Methyldopa	- -	+	+	+
Methylergometrin	- -	- -	(-)	- -

Arzneimittel in der Schwangerschaft (Positivliste)

Arzneimittel	1.– 12. SSW	13.– 39. SSW	um die Geburt	Stillperiode
Metoclopramid	(+)	(+)	(+)	(+)
Metronidazol	- -	- -	- -	°
Miconazol (lokal)	- -	+	+	+
Nalidixinsäure	- -	+	+	- -
Naloxon	- -	(+)	(+)	+
Nifedipin	- -	(+)	(+)	- -
Nystatin	(+)	(+)	(+)	+
Opium-Alkaloide	- -	- -	(-)	°°
Orale Antidiabetika	- -	- -	- -	- -
Oxytozin	- -	- -	(-)min	+
Paracetamol	(+)	(+)	(+)	+
Penicilline	+	+	+	+
Penicillamin	- -	- -	- -	(-)
Pentazocin	- -	(+)	(+)	(+)
Pethidin	- -	(+)	(-)	(+)
Phenylbutazon	- -	(-)	- -	(+)
Phenytoin	(+)	(+)	(+)	+
Prazosin	- -	- -	- -	- -
Primaquin	- -	(+)	(+)	+
Primidon	(-)	(-)	(-)	+
Probenecid	(+)	(+)	(+)	- -
Promethazin	- -	(+)	(-)	(+)
Propylthiouracil	(-)min	(-)min	(-)min	+
Prostaglandine	- -	- -	(-)min	- -
Pyrimethamin	(+)	(+)	- -	+
Ranitidin	- -	- -	- -	- -
Radiopharmaka	- -	(+)	(-)	- -
Reserpin	- -	(-)	- -	(+)
Rifampicin	- -	- -	- -	+
Spironolacton	- -	- -	- -	(+)

Arzneimittel in der Schwangerschaft (Positivliste)				
Arzneimittel	1.– 12. SSW	13.– 39. SSW	um die Geburt	Stillperiode
Streptokinase	(-)	(-)	(-)	+
Sulfonamide	- -	(-)	- -	***
Tetrazykline	- -	- -	- -	+
Theophyllin	(+)	(+)	(+)	+
Thiamazol	- -	(-)	- -	(+)
Thyroxin (L-)	(+)	+	+	+
Tranexamsäure	- -	- -	- -	- -
Valproinsäure	(-)	(-)	(-)	+
Vasopressin	- -	- -	- -	- -
Verapamil	- -	(+)	(+)	+
Vit. D-Substitution	+	+	+	+
Vitamin K 1	- -	(-)	(+)	+
Virustatika	(-)	(-)	(-)	(-)

- -	Nicht empfohlen oder kontraindiziert (ggf. Stillpause)
(-)	Verordnung nur im Ausnahmefall
(-)min	Verordnung in Minimaldosis möglich
(+)	Bei strenger Indikationsstellung anzuwenden
+	Ohne Bedenken indikationsgerecht zu verordnen
*	Medikament der Wahl beim Status epilepticus
**	Nicht geben: Sotalol, Atenolol, Acebutolol, Mepindolol
***	Nicht in den ersten vier Wochen
****	Evtl. Warfarin, Acenocoumarol
°	Möglichst nur Einzeldosis
°°	Ggf. Pethidin oder Dextropropoxyphen

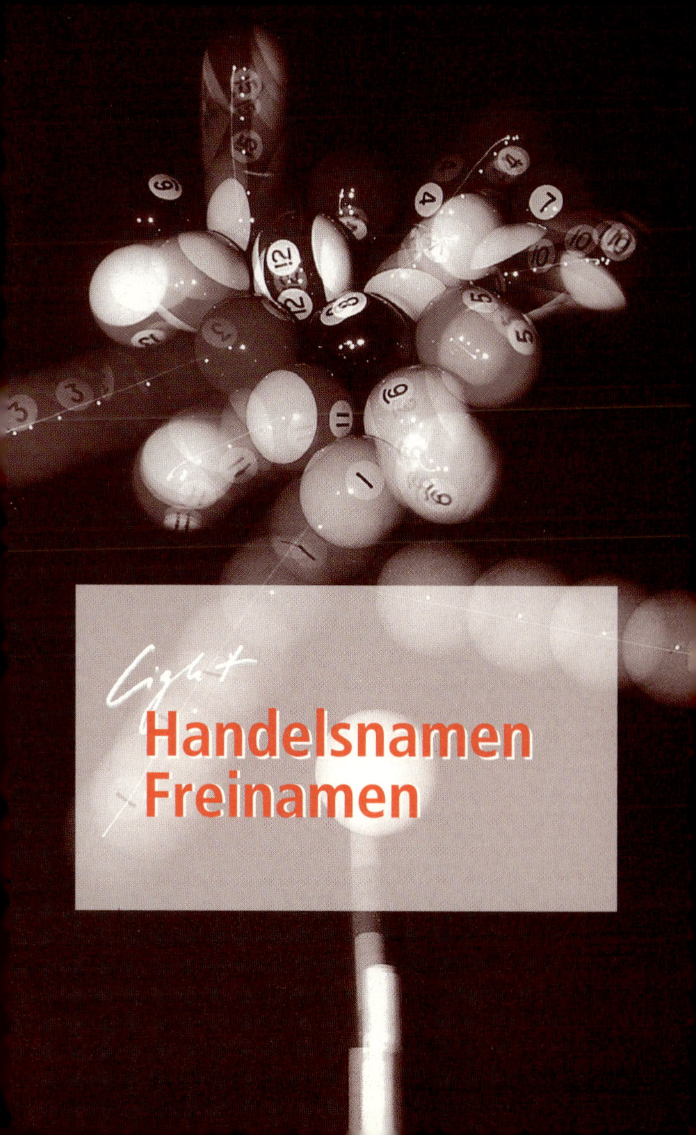

Handelsnamen Freinamen

A

4-DMAP	Dimethyl-aminophenol
Aarane	Reproterol
Absorber HFV	Dimeticon
ACC	Acetylcystein
Acemuc	Acetylcystein
Actilyse	rt-PA
Actosolv	Urokinase
Adalat	Nifedipin
Adenoscan	Adenosin
Adrekar	Adenosin
Adrenalin 1:1000 Jenapharm	Adrenalin
Adrenalin 1:10000 Braun	Adrenalin
Advantan	Methylprednisolon
Aegrosan	Dimeticon
Aerodur	Terbutalin
Aerolind	Salbutamol
Afonilum	Theophyllin
afpred-DEXA	Dexamethason
Akrinor	Theoadrenalin/ Cafedrin
Akineton	Bisperiden
Aldactone	Kaliumcanrenoat
Alkohol-Konz. 95% Braun	Ethanol
Allergospasmin	Reproterol
Alpha-Depressan	Urapidil
Alphakinase	Urokinase
Alupent	Orciprenalin
Amadol	Tramadol
Ambril	Ambroxol
Ambrobeta	Ambroxol
Ambrohexal	Ambroxol
AMBRO-PUREN	Ambroxol
ambroxol ct	Ambroxol
Ambroxol Heumann	Ambroxol
Aminophyllin	Theophyllin
Analgin	Metamizol
Anexate	Flumazenil
Antelepsin	Clonazepam
Anticholium	Physostigmin
Antra	Omeprazol
Antussan	Ambroxol
Apomorphin	Apomorphin
Aprical	Nifedipin
Aprotinin	Trasolyl
Apsomol	Salbutamol
Aquo-Trinitrosan	Glyceroltrinitrat
Arelix	Piretanid
Arterenol	Noradrenalin
Arubendol	Salbutamol
Arubendol	Terbutalin
Aruterol	Fenoterol
Aspisol	Acetylsalicylsäure
Asthmocupin	Reproterol
Atebeta	Atenolol
Atehexal	Atenolol
Atenativ	AT III
Ateno-ISIS	Atenolol
atenolol ct	Atenolol
Atenolol Heumann	Atenolol
Atenomerck	Atenolol
atereal	Atenolol
Atosil	Promethazin
Atropinsulfat Braun	Atropin
Atropinum sulfuricum „Eifelfango"	Atropin
Auxiloson	Dexamethason
Azubronchin	Acetylcystein
Azupamil	Verapamil
Azuranit	Ranitidin

B

Baralgin	Metamizol
Bayotensin akut	Nitrendipin
Belnif	Nifedipin
Beloc	Metoprolol
benuron	Paracetamol
Beriplex	PPSB
Berlicort	Triamcinolon
Berlosin	Metamizol
Berodual	Fenoterol
Berotec	Fenoterol
Beta-Tablinen	Propanolol
Bisolvon	Bromhexin
Blocotenol	Atenolol
Bresben	Nifedipin
Brevibloc	Esmolol
Bricanyl	Terbutalin
Bronchospray	Salbutamol

Bromhexin BC	Bromhexin
bromhexin ct	Bromhexin
Broncho Inhalat	Salbutamol
Bronchopront	Ambroxol
Bronchospasmin	Reproterol
BS-ratiopharm	Butylscopolamin
Busala	Dimeticon
Buscopan	Butylscopolamin
Buteridol	Haloperidol
Butylscopolamin Rotexmedica	Butylscopolamin

C

Calcedon	Calcium
Calciparin	Heparin-Calcium
Calcipot	Calcium
Calcitrans	Calcium
Calcium Braun	Calcium
Calcium Sandoz	Calcium
calcivitase	Calcium
Capros	Morphin
Cardioprotect	Verapamil
Catapresan	Clonidin
Ceolat	Dimeticon
Cerucal	Metoclopramid
Chloraldurat	Chloralhydrat
Chloralhydrat-Rectiole	Chloralhydrat
Cisday	Nifedipin
Clonidin-ratiopharm	Clonidin
Contimit	Terbutalin
Coramedan	Digitoxin
Corangin	Glyceroltrinitrat
Corase	Urokinase
Corazet	Diltiazem
Cordarex	Amiodaron
Cordicant	Nifedipin
Corinfar	Nifedipin
Coro-Nitro	Glyceroltrinitrat
Corotrend	Nifedipin
Corovliss	ISDN
CorSotalol	Sotalol
Corvaton	Molsidomin
Cuxafenon	Propafenon
Cuxanorm	Atenolol

D

Darob	Sotalol
Decaprednil	Prednisolon
Decortin H	Prednisolon
Decorton	Prednison
Dehydrobenz-peridol (DHBP)	Droperidol
Delphicort	Triamcinolon
Delphimix	Triamcinolon
Depo-Medrate	Methylprednisolon
deponit	Glyceroltrinitrat
Depot-Thrombo-phob N	Heparin-Natrium
Depressan	Dihydralazin
dexa ct	Dexamethason
Dexa Jenapharm	Dexamethason
Dexabene	Dexamethason
Dexa-Brachialin	Dexamethason
dexa-clinit	Dexamethason
Dexa-Effekton	Dexamethason
Dexahexal	Dexamethason
Dexametaxon-mp	Dexamethason
Dexamethason Ferring	Dexamethason
Dexamozon N	Dexamethason
Dexa-ratiopharm	Dexamethason
Diamox	Azetazolamid
diazep ct	Diazepam
Diazepam Desitin	Diazepam
Diazepam Lipuro	Diazepam
Diazepam-ratiopharm	Diazepam
Dibenzyran	Phenoxybenzamin
Digacin	Digoxin
Digimed	Digitoxin
Digimerck	Digitoxin
Digitalis Antidot BM	Digitalis-Antitoxin
digitoxin „didier"	Digitoxin
Dignobeta	Atenolol
Dignobroxol	Ambroxol
Dignokonstant	Nifedipin
Dignonitrat	ISDN
Dignover	Verapamil
Digoxin Gödecke	Digoxin
Dihyzin Henning	Dihydralazin
Dilancin	Digoxin
Dilatrend	Carvedilol

Dilituc	Diltiazem
Dil-Sanorania	Diltiazem
Diltahexal	Diltiazem
dilti ct	Diltiazem
Dilti Essex uno	Diltiazem
Diltiamerck	Diltiazem
Diltiazem AWD	Diltiazem
Diltiuc retard	Diltiazem
Dilzem	Diltiazem
Dimen Heumann	Dimenhydrinat
Dimeticon -ratiopharm	Dimeticon
Dipidolor	Piritramid
Diso-Duriles	Disopyramid
Disonorm	Disopyramid
Disoprivan	Propofol
Ditec	Fenoterol
Diurapid	Furosemid
Dixarit	Clonidin
Dobutamin AWD	Dobutamin
Dobutamin Giulini	Dobutamin
Dobutrex Liquid	Dobutamin
Dobutrex	Dobutamin
Dociton	Propanolol
Dolantin	Pethidin
Dopacard	Dopexamin
Dopamin Giulin	Dopamin
Dopamin-ratiopharm	Dopamin
Dopegyt	Methyldopa
Dormicum	Midazolam
durabronchal	Acetylcystein
duracoron	Molsidomin
duradiazepam	Diazepam
durafurid	Furosemid
duraMCP	Metoclopramid
duramucal	Ambroxol
duranifin	Nifedipin
duranitrat	ISDN
durapindol	Pindolol
durapirenz	Pirenzipin
duraprednisolon	Prednisolon
duratenol	Atenolol
Durogesic	Fentanyl
durosoptin	Verapamil

E

Ebrantil	Urapidil
Efektolol	Propanolol
Elbrol	Propanolol
Elthon	Diazepam
Epanutin	Phenytoin
Epaq	Salbutamol
espa butyl	Butylscopolamin
Espumisan	Dimeticon
Essaven	Heparin-Natrium
Etomidat-Lipuro	Etomidat
Euphyllin	Theophyllin
Eusedon	Promethazin
Euthyrox	Thyroxin
Evitocor	Atenolol
Expafusin sine	HAES
Expafusin	HAES
Expit	Ambroxol

F

Falicard	Verapamil
Falitonsin	Atenolol
Faustan	Diazepam
Favistan	Thiamezol
Fenistil	Dimetinden
Fentanyl Hexal	Fentanyl
Fentanyl Parke Davis	Fentanyl
Fentanyl-Janssen	Fentanyl
Fluimucil	Acetylcystein
Fortecortin	Dexamethason
frenopect	Ambroxol
Furanthril	Furosemid
Furo AbZ	Furosemid
furo ct	Furosemid
Furo-BASF	Furosemid
Furobeta	Furosemid
Furorese	Furosemid
Furosal	Furosemid
Furosemid Heumann	Furosemid
Fusid	Furosemid

G

Gastricur	Pirenzipin
Gastroloc	Omeprazol
Gastronerton	Metoclopramid
Gastrosil	Metoclopramid
Gastro-Timelets	Metoclopramid
Gastrotranquil	Metoclopramid
Gastrozepin	Pirenzipin
Gelafundin	Polypeptide
Gepan	Glycerol-trinitrat
Gilucor	Sotalol
Gilurytmal	Ajmalin
Glucose-Lsg. salvia	Glucose
Glucosteril	Glucose
Glycylpressin	Terlipressin

H

Haemaccel 35	Polypeptide
Haemiton	Clonidin
Haemofusin	HAES
HAES-Rheopond	HAES
HAES-steril	HAES
Haldol-Janssen	Haloperidol
Haloneural	Haloperidol
haloper ct	Haloperidol
Haloperidol-GRY	Haloperidol
Haloperidol-Stada	Haloperidol
Hefasolon	Prednisolon
Hemeran	Heparin-Natrium
Hemohes	HAES
Hepaplus	Heparin-Natrium
Heparin-Calcium Braun	Heparin-Calcium
Heparin-Injekt	Heparin-Natrium
Hepathrombin	Heparin-Natrium
Heweneural	Lidocain
Hydromedin	Etacrynsäure
Hydro-rapid	Furosemid
Hypnomidate	Etomidat
Hyrin	Metoclopramid

I

ILIO-FUNKTON	Dimeticon
Indobloc	Propanolol
Inflanefran	Prednisolon
Infukoll HES	HAES
ISDN Riker	ISDN
Iso Mack	ISDN
Isodinit	ISDN
Isoket	ISDN
Isoptin	Verapamil
ISO-PUREN	ISDN
Isostenase	ISDN
Itrop	Ipratropiumbromid

J

Jedipin	Nifedipin
Jenacard	ISDN
Jenacystein	Acetylcystein
Jenapamil	Verapamil
Jenatenol	Atenolol
Jeprolol	Metoprolol
Juvental	Atenolol

K

Kabikinase	Streptokinase
Kalium-Can.-ratiopharm	Kaliumcanrenoat
Kapanol	Morphin
Ketamin Curamed	Ketamin
Ketamin-ratiopharm	Ketamin
Ketanest S	S-Ketamin
Ketanest	Ketamin
Klimofol	Propofol
Klismacort	Prednisolon
Kohle Compretten	Carbo medicinalis
Kohle-Hervert	Carbo medicinalis
Kohle-Pulvis	Carbo medicinalis
Kohle-Tablette Boxo-Pharm	Carbo medicinalis

L

Lamra	Diazepam
Lanicor	Digoxin
Lasix	Furosemid
Lenoxin	Digoxin

Licain	Lidocain
Lidocain Braun	Lidocain
Lidocain Steigerwald	Lidocain
lidocain-loges	Lidocain
Lidoject	Lidocain
Lindoxyl	Ambroxol
Lipotalin	Dexamethason
Liquemin N	Heparin-Natrium
Loftan	Salbutamol
Lubrirhin	Bromhexin
Luminal	Phenobarbitae
Lysthenon	Succinylcholin

M

Mandros	Dimenhydrinat
Maycor	ISDN
MCP Hexal	Metoclopramid
MCP Stada	Metoclopramid
M-dolor	Morphin
Medrate Solubile	Methylprednisolon
Meteosan	Dimeticon
Methyldopa Stada	Methyldopa
Methyl-prednisolon Jenapharm	Methylprednisolon
Metoclopramid Temmler	Metoclopramid
Metypred	Methylprednisolon
Metysolon	Methylprednisolon
Mexitil	Mexiletin
Minipress	Prazosin
Minirin	Desmopresin
MinitranS	Glyceroltrinitrat
Mirfat	Clonidin
M-long	Morphin
Molsicor	Molsidomin
Molsidomin Heumann	Molsidomin
Molsihexal	Molsidomin
Morphin Merck	Morphin
MSI Mundipharma	Morphin
MSR Mundipharma	Morphin
MST Mundipharma	Morphin
Muciteran	Acetylcystein
Muco-Apecton	Ambroxol
Mucobroxol	Ambroxol
Mucocedyl	Acetylcystein
Mucophlogat	Ambroxol
Mucosolvan	Ambroxol
Mucret	Acetylcystein
Myxofat	Acetylcystein

N

NAC	Acetylcystein
Naloxon Curamed	Naloxon
Naloxon-ratiopharm	Naloxon
Narcanti neonatal	Naloxon
Narcanti	Naloxon
Natriumthiosulfat Köhler	Natriumthiosulfat
neos nitro OPT	Glyceroltrinitrat
Nepresol	Dihydralazin
Nif Ten	Nifedipin
nife ct	Nifedipin
Nife Wolff	Nifedipin
Nife-BASF	Nifedipin
Nifeclair	Nifedipin
Nifecor	Nifedipin
Nifedipat	Nifedipin
Nifehexal	Nifedipin
Nife-ISIS	Nifedipin
Nifelat	Nifedipin
Nife-PUREN	Nifedipin
nifereal	Nifedipin
Nifical	Nifedipin
Nimotop	Nimodipin
nipruss	Nitroprussid-natrium
Nitradisc	Glyceroltrinitrat
Nitrangin-ISIS	Glyceroltrinitrat
Nitro Mack	Glyceroltrinitrat
Nitro Solvay	Glyceroltrinitrat
Nitrolingual	Glyceroltrinitrat
Nitronal	Glyceroltrinitrat
Nitrosorbon	ISDN
Noradrenalin 1:1000 Jenapharm	Noradrenalin
Norcuron	Vecuronium
Norpace	Disopyramid
Novalgin	Metamizol
Novaminsulfon Braun	Metamizol

Novaminsulfon Lichtenstein	Metamizol
Novodigal	Digoxin

O

Obsidan	Propranolol
Ödemase	Furosemid
Omniapharm	Bromhexin
Orasthin	Oxytocin
Osmosteril 20 %	Mannit
Osyrol	Kaliumcanrenoat
Oxytocin Hexal	Oxytocin
Oxytocin-Noury	Oxytocin

P

Pädiamol	Salbutamol
Pädiamuc	Ambroxol
Pantolax	Succinylcholin
Paracefan	Clonidin
Partusisten	Fenoterol
Paspertin	Metoclopramid
Perfan	Enoximon
perlinganit	Glyceroltrinitrat
Phenhydan	Phenytoin
Pidilat	Nifedipin
pindoreal	Pindolol
pirenzipin ct	Pirenzipin
Plasmafusin	HAES
Plasmasteril	HAES
Pontuc	Nifedipin
Prectal	Prednisolon
Prednabene	Prednisolon
Predni-H	Prednisolon
Prednihexal	Prednisolon
Predni-M-Tablinen	Methylprednisolon
Prednisolol-ratiopharm	Prednisolon
Prednisolut	Prednisolon
Prednison Dorsch	Prednison
Prednison Ferring	Prednison
Prelis	Metoprolol
Presinol	Methyldopa
Promethazin-neuraxpharm	Promethazin
Promit	Dextran
Propabloc	Propanolol
Propafen-BASF	Propafenon
propafenon ct	Propafenon
Propafenon Heumann	Propafenon
Propamerck	Propafenon
Propanur	Propranolol
Prophylux	Propranolol
Propofol Abbott	Propofol
Propofol Fresenius	Propofol
Propra-ratiopharm	Propranolol
Propra-ratiopharm	Propranolol
Propra-Sanorania	Propafenon
Propulsin	Cisapid
Propyal	Propylthiouracil
Prorynorm	Propafenon
Prothazin	Promethazin
Psyquil	Triflupromazin
Pulmicret	Acetylcystein
Pulmonal S	Ambroxol

Q

Querto	Carvedilol

R

Radenarcon	Etomidat
Ran Lich	Ranitidin
Rani-BASF	Ranitidin
Raniberl	Ranitidin
Ranibeta	Ranitidin
Ranibloc	Ranitidin
Ranicux	Ranitidin
Ranidura	Ranitidin
Ranimerck	Ranitidin
Rani-nerton	Ranitidin
Raniprotect	Ranitidin
Ranitic	Ranitidin
Ranitidin Heumann	Ranitidin
Rectodelt	Prednsion
Rentibloc	Sotalol
Resonium	Poly(styrol, dinuyl-benzol)sulfonsäure
Rheohes	HAES
Rheomacrodex	Dextran
rheothromb	Urokinase
Rhythmodul	Disopyramid
Rivotril	Clonazepam
Röwo-629	Lidocain
RubieMen	Dimenhydrinat
Rytmogenat	Propafenon

RYTMO-PUREN	Propafenon

S

Salbu Easyhaler	Salbutamol
Salbu-BASF	Salbutamol
Salbu-Fatol	Salbutamol
Salbuhexal	Salbutamol
Salbulair	Salbutamol
Salbutamol Stada	Salbutamol
Salbutamol Trom	Salbutamol
Salmundin	Salbutamol
Sembrina	Methyldopa
Serag-HAES	HAES
Sevredol	Morphin
Sigabroxol	Ambroxol
Sigaperidol	Haloperidol
Sigaprolol	Metoprolol
Sigasalur	Furosemid
Sigmamucil	Acetylcystein
Siran	Acetylcystein
Solosin	Theophyllin
Solu-Decortin H	Prednisolon
Somsanit	γ-Hydroxybuttersäure
Sostril	Ranitidin
Sotabeta	Sotalol
Sotahexal	Sotalol
Sotalex	Sotalol
sotalol ct	Sotalol
Sotalol Heumann	Sotalol
SOTA-PUREN	Sotalol
Sotaryt	Sotalol
Sota-Saar	Sotalol
Sotastada	Sotalol
Spasmowern	Butylscopolamin
Stesolid	Diazepam
Streptase	Streptokinase
Streptokinase Braun	Streptokinase
Succicuran	Succinylcholin
Sultanol	Salbutamol
Superpep	Dimenhydrinat
Suprarenin	Adrenalin
Symadal	Dimeticon
Syntocinon	Oxytocin

T

Tachmalin	Ajmalin
Tachydaron	Amiodaron
Tachyfenon	Propafenon
Tachytalol	Sotalol
Takus	Ceruletid
Tambocor	Flecainid
Tamuc	Acetylcystein
Tardigal	Digitoxin
Tavegil	Clemastin
TD Spray Iso Mack	ISDN
Temgesic	Buprenorphin
Teno-BASF	Atenolol
Tenormin	Atenolol
Terbutalin Mundipharma	Terbutalin
Terbutalin Trom	Terbutalin
Thiopental Nycomed	Thiopental
Thrombophob	Heparin-Natrium
Toludinblau Köhler	Toloniumchlorid
Tonoprotect	Atenolol
Toxogonin	Obidoxim
TRADOL-PUREN	Tramadol
Trama-BASF	Tramadol
Tramabeta	Tramadol
Tramadol AL	Tramadol
Tramadol Heumann	Tramadol
Trama-Dorsch	Tramadol
Tramadura	Tramadol
Tramagetic	Tramadol
Tramagit	Tramadol
Tramal	Tramadol
Tramamerck	Tramadol
Tramedphano	Tramadol
Tramo AbZ	Tramadol
Tramundin	Tramadol
Tranquase	Diazepam
Trapanal	Thiopental
Traumalitan	Heparin-Natrium
Triam-oral	Triamcinolon
Trinitrosan	Glyceroltrinitrat
TRIS	Trometamol
Tussiverlan	Acetylcystein
Tusso-BASF	Ambroxol

U

Ukidan	Urokinase
Ulcocur	Ranitidin
Ulcogant	Sucralfat
Ulcoprotect	Pirenzipin
Ulcosafe	Pirenzipin
Urbason solubile (forte)	Methylprednisolon

V

Valiquid	Diazepam
Valium	Diazepam
Valocordin-Diazepam	Diazepam
Velonarcon	Ketamin
Venalitan	Heparin-Natrium
vera ct	Verapamil
Vera Heumann	Verapamil
VERA-BASF	Verapamil
Verabeta	Verapamil
Verahexal	Verapamil
Veramex	Verapamil
Veranorm	Verapamil
Verasal	Verapamil
Veroptinstada	Verapamil
Vertigo-Vomex S	Dimenhydrinat
Vetren	Heparin-Natrium
Visken	Pindolol
Vitenur	Acetylcystein
Volmac	Salbutamol
Volon A solubile	Triamcinolon
Vomacur	Dimenhydrinat
Vomex A	Dimenhydrinat

X

Xanef	Enalapril
Xylocain	Lidocain
Xyloneural	Lidocain

Z

Zantic	Ranitidin
Zentropil	Phenytoin
Zofran	Ondansetron